# 古いパターンを手放して自分を愛する「フラワーエッセンス」

河津美希 著

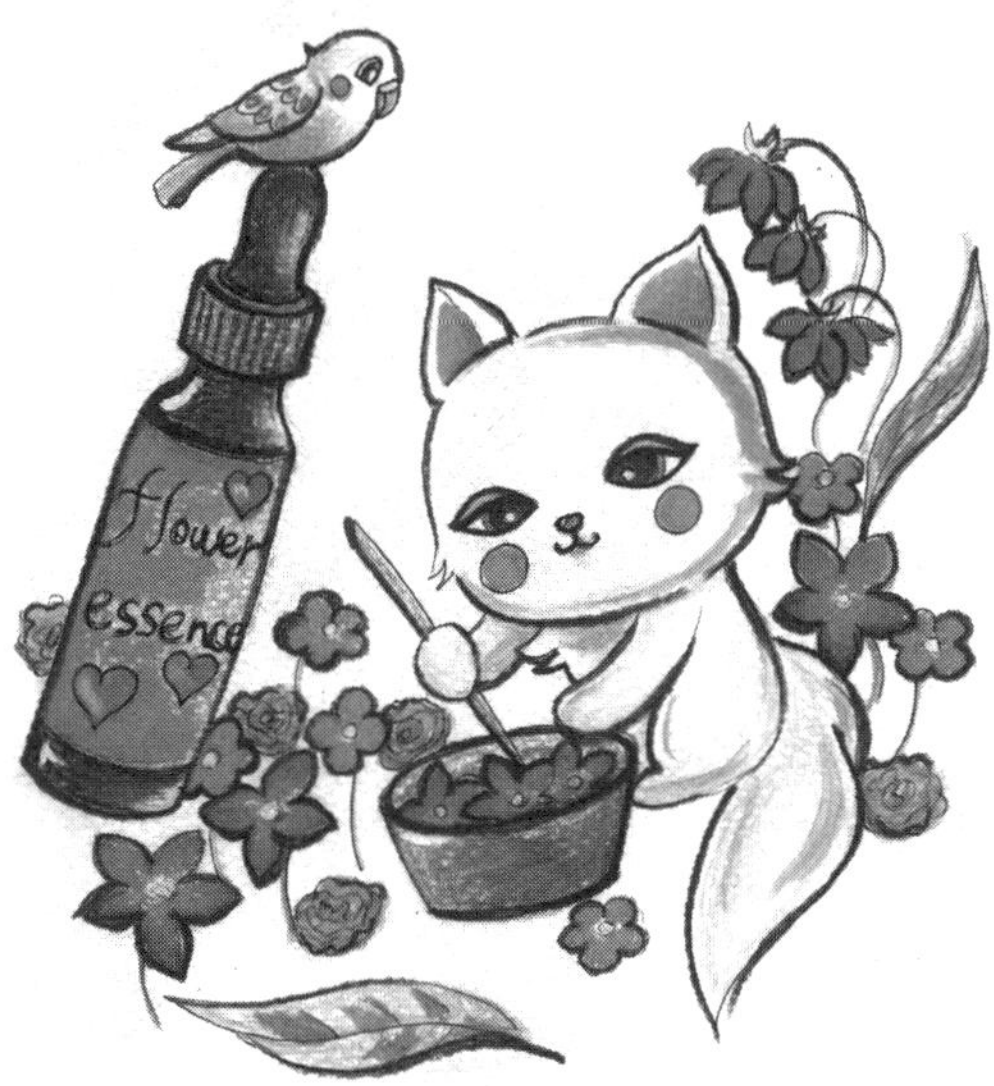


セルバ出版

# はじめに

フラワーエッセンスを飲み始めると今までの古いパターンの私から、新しい私になっていくときに、多くの人が苦しみを感じます。

それは、新しいステージに入る前に良い結果は保障されていないのに、現状を変えても失敗するかもしれないという恐れから変化への抵抗が起きるからです。

つまり、新しいチャレンジをしてもその選択は上手くいかないのではないか？　過去を振り返ってみても、今までも夢を持ってチャレンジしたけれど失敗ばかり。だから、これからも失敗する可能性もあるかもしれない、と変化することに自分自らがブレーキをかけてしまいます。

そして、過去に傷ついたままのトラウマを癒していなければ、私たちは同じこと繰り返してしまうでしょう。

また、自分1人だけが変化をすると、今まで属していたグループから距離ができます。意識する、しないでも1人になるなら、今のままのほうが淋しくなくていいと思う人もいるでしょう。

しかし、その淋しさは一時的なことです。私たちは本来は、心が開いていたら、そのようなことは間違った考えだと知っています。

そして、多少の恐怖を感じてもチャレンジするワクワクを選択できるでしょう。

古いステージでは、恐怖が多くの選択の基準になっています。しかし、新しいステージでは条件付きでない愛と自由が基本です。そして、自分にも他人にも正直で嘘のないコミュニケーションしかありません。また、自分自身の人生に各自が責任を持っています。

インディゴエッセンスのアン・キャラハン女史が提唱する新しいパラダイム（生き方、あり方、物の見方）は、「新しいパラダイムでは、家族に何か問題が起きた時には、1人の問題と考えません。私たちの問題と考えます。

そして、古いパラダイムでは多くの人がいい人であるために他者を優先しています。そうではなく、まず、自分自身へ愛を与えることが大切」と述べています。

もし、新しいパラダイムの移行が難しいと考えているなら、アン女史はチャンピオンのエッセンスを飲むことをすすめています。

また、「簡単に変化できない」と思うのも古い固定観念の枠に入っているということかもしれません。

そして最後に、私が飼っていたペットのちびちゃん（鳥）、しろちゃん（猫）から学んだことがあります。頭で考えた時の選択は、想定内の結果しか起きません。しかし、「愛」の選択をした時は想定外、または奇跡が起きるということです。

読者の皆さんがフラワーエッセンスのサポートを受けながら、新しいステージの選択に、勇気をもってチャレンジできることを心から願っています。そして、なりたい自分になりましょう。今、「愛」の世界に目覚めましょう。

平成30年12月

河津　美希

# 古いパターンを手放して自分を愛する「フラワーエッセンス」　目次

## 第3章　職場でフラワーエッセンスを活用



## 第4章　人との付き合いを円滑にするフラワーエッセンス



## 第5章　日常生活をハッピーに過ごすためのフラワーエッセンス

## 第6章 夢を叶えるためのフラワーエッセンス



## 第7章 スピリチュアルな観念とフラワーエッセンス

## 第8章　家族とフラワーエッセンス



## 第9章　自分のためのフラワーエッセンス

# 第1章　フラワーエッセンスとは

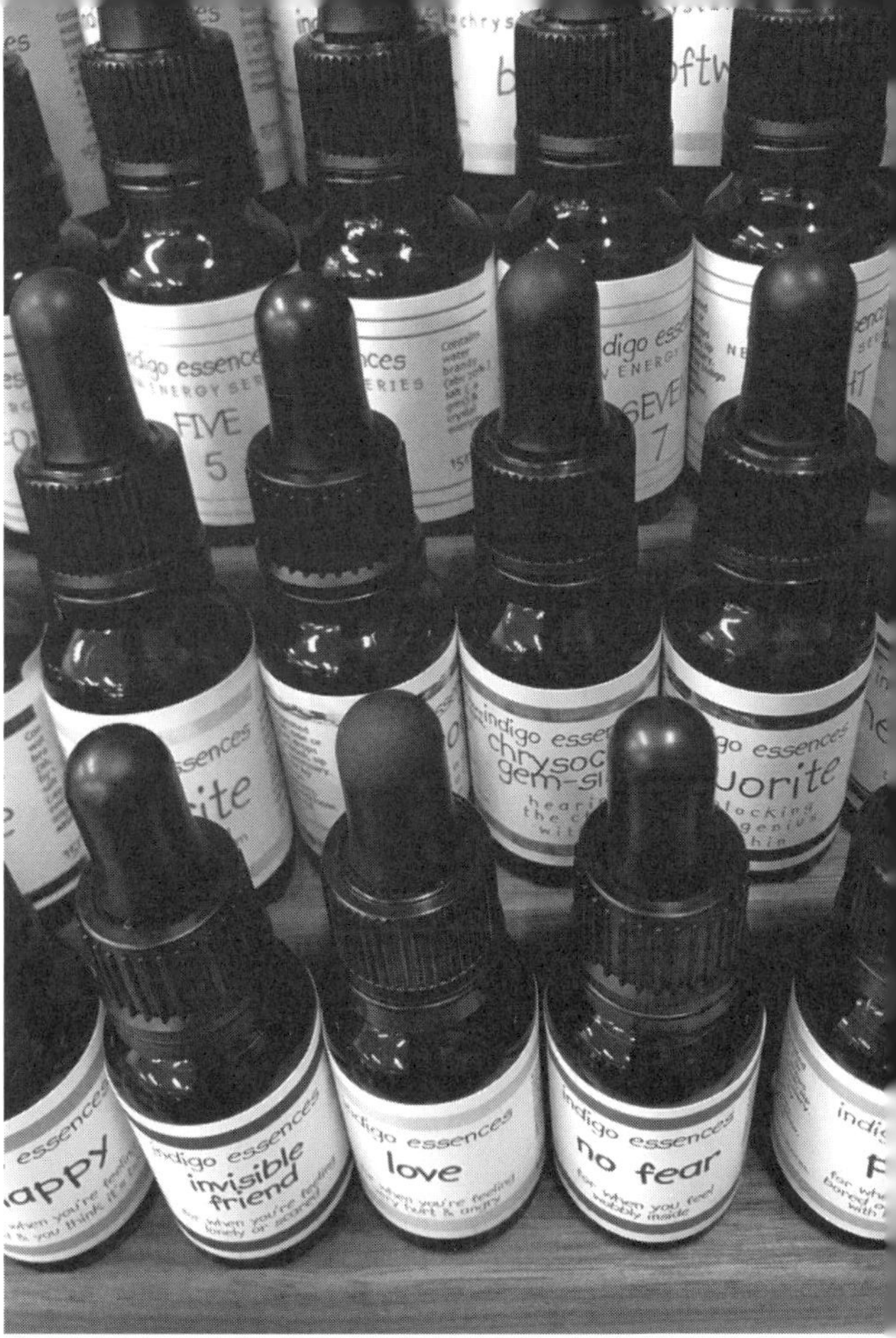


★インディゴエッセンス

# 1　フラワーエッセンスってなに

## ♡フラワーエッセンスってなに

フラワーエッセンスとはお花の波動が入った飲み物です。フラワーエッセンスの中には波動だけが入っていてお花の（植物）成分は入っていません（エーテルエネルギーのパターンをお水に転写したものです）。

植物の成分が入っていないので、副作用もなく赤ちゃんからお年寄り、動物まで安心して飲むことができます。フラワーエッセンスは飲む人を選びません。そのために、薬とフラワーエッセンスを並行して飲んでも大丈夫です。また、植物に与えても大丈夫です。

そして、フラワーエッセンスは中毒にもなりません。そして、いつ飲んでもよい安全なものです。

フラワーエッセンスは肉体ではなく感情に作用するものです。飲むことで今、持っている悩みを和らげたり、癒してくれます。また、気づきを得たり、問題に対して新しい視点を持てるようにも導いてくれます。そして、短期的なネガティブな感情だけに対応するのではなく、フラワーエッセンスを長期的に継続して飲むことで性格、気質の改善にもなります。

フラワーエッセンスを日常生活に取り入れることで、人生をより良く変えるサポートをしてくれます。つまり、フラワーエッセンスを飲むことで思考、行動が変わり、人生が変わってくるのです。

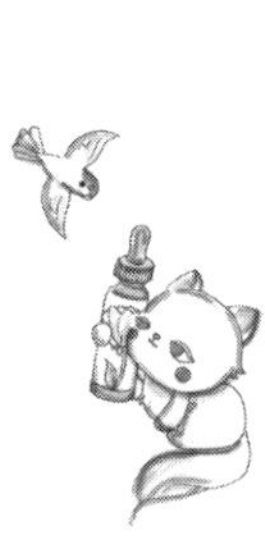

## ♡フラワーエッセンスの飲み方と飲む滴数

フラワーエッセンスの飲み方は１日に数回飲みます。フラワーエッセンスのボトルを開けてついているスポイドから2～7滴ほどを目安に飲みます。

各ブランドによっておすすめの滴数が違うので確認して飲んでください。１日に何回か飲むことで、フラワーエッセンスのエネルギーが継続されます。フラワーエッセンスを飲むときに、１回に飲む量をボトル１本飲む場合と、たった２滴だけ飲む場合を比べると効果は同じです。つまり、１回に飲む量でなく、１日に何度かに分けて１回につき２滴～7滴程を飲むことが大切なのです。

また、ネガティブな感情がなかなか消えないときは、その感情が落ち着くまで5分～30分おきにフラワーエッセンスを飲んでみてください。

## ♡フラワーエッセンスのつくり方

フラワーエッセンスをつくるのに理想的な日は雲ひとつない晴天の時です。時間は午前中が理想的です。

フラワーエッセンスをつくるには、まず、お花を探します。開花した生き生きとしたお花が見つかったら、同じお花の茎の部分を使ってお花の部分だけを丁寧に摘みます。そのときに自分の手がお花に触れないようにします。

お花に触れると自分自身の波動がつくるフラワーエッセンスの中に入ってしまうからです。お花に触れてしまうと、純粋なお花のエネルギーでなくなってしまいます。

次に、ガラスのボールにお水を8分目ぐらいまで入れます。その中に先ほど摘んだお花を水面が見えなくなるまでお花を上向きにして浮かべます。

それを、太陽の下に2～3時間ほど置いて、お花の波動がお水に転写されるのを待ちます。

作業中や、待っているときは自分の影がつくっているフラワーエッセンスのボールにかからないように気をつけます。

そして、ここからの話には違和感を感じる人もいるかも知れませんが、多くのつくり手はその土地の妖精やエンジェルにフラワーエッセンスをつくるプロセスをスピリチャルなレベルでサポートしてもらうと言っています。

フラワーエッセンスづくりでは、この見えない存在のサポートも大切な要素の1つだと作り手達は考えています。

また、お花の側から「私でフラワーエッセンスをつくって」と話かけられることもあるそうです。ヒマラヤンエンハンサーズのつくり手のタンマヤ氏も「フラワーエッセンスをつくったきっかけは、お花に話かけられたから」と述べています。

私の経験ですが、フラワーエッセンスをつくる過程で興味深いのは、お水の状態が変化することです。お花を浮かべたばかりのときのお水と、お花の波動がお水に転写された後では多くの人が、お水の雰囲気が違うのを感じられるのではないでしょうか。

私の個人的な感想は、お花のエネルギーが入ると、さらさらとしたお水がとろみがでたような、お水が重みを帯びたように見えます。

また、フラワーエッセンスをつくりを開始すると、昆虫や動物達が集まってくることも多いです。イルカのエッセンスで有名なＰＨＩエッセンスのコルテ氏がアニマルエッセンス（動物の波動が転写されたエッセンス）を多数つくっています。コルテ氏がある動物のエッセンスをつくろうと思って作業を始めると、その動物が近くに寄ってきて、アニマルエッセンスづくりの間ずっと一緒にいるそうです。

このような経験からコルテ氏は自分だけの勝手な思い込みでつくられていないと感じると言っていました。このようにして、フラワーエッセンスづくりは手作業で丁寧につくられます。

そして、フラワーエッセンスができあがった段階ではフラワーエッセンスは科学的にはお水です。そのお水と同量のブランデーを保存料として混ぜ合わせます。これがマザーボトル（母液）と言われています。そして、これをさらに希釈した物が市販で私達が目にするフラワーエッセンスでストックボトルと言われているものです。

## ♡四大元素の働き

フラワーエッセンスをつくるのに必要な要素は、４元素である水、火、空気、土です。

このような自然の恵みがなければフラワーエッセンスはつくれません。そして、フラワーエッセンスのお水の中には、お花の持っている生命力などの波動が転写されます。

それに、つくる時間や場所、天文学的な要素、先ほど話したように、さらに妖精や天使やスピリットなどのサポートもフラワーエッセンスの中にスパイスとして入ってくるでしょう。

また、フラワーエッセンスをつくるとき、雲ひとつない太陽が一番強く輝く時間でつくる場合と、真夜中の月光の光でつくる場合では、そのエッセンスの中にこの状況の違いが、色濃く反映されるでしょう。つまり、太陽と月の光では、同じお花を使ってもフラワーエッセンスの効果に違いが出ます。

また、同じお花でもフラワーエッセンスを日本でつくるときとオーストラリアでつくるときでは、場所のエネルギーが違うのでやはり作用に多少の違いが出ます。

### ♡フラワーエッセンスは安全な飲み物

フラワーエッセンスのつくり方からわかるように、お水の中には、お花の成分は含まれていません。そのために、フラワーエッセンスはアロマのエッセンシャルオイルのように香りもありません。

このことが、フラワーエッセンスが薬のように副作用がなく子供からお年寄り、または動物までが安全に飲める理由です。

そして、フラワーエッセンスは病気に直接的に効果があるものではありません。しかし、間接的にはよい方向に導いてくれます。

例えば、病気になった人がいます。まず、最初にその人が病気に対して感じている恐怖、不安感、怒り、悲しみなどのネガティブな感情に対してフラワーエッセンスを飲んでもらいます。それらを飲むことで心の変化が起き、病気の治癒に向けてサポートをしてくれます。

また､病気で治療を諦めている人が前向きに取り組むようにするフラワーエッセンスもあります。そして、フラワーエッセンスを飲むことで、「なぜ、自分が病気になったのか」とその原因に気づくようにしてくれるフラワーエッセンスもあります。

そして、フラワーエッセンスは継続して飲むことでさらによい効果を発揮します。

## ♡お花の持つ作用

ここで、お花の持つ作用を考えてみましょう。私達は、お花を喜び事のときや、悲しみのときに飾ります。

そして、お花を見ているだけで心がリラックスしたり、心が開いたり、慰められたり、高揚します。このようにお花を見たときのような効果が、フラワーエッセンスにもあります。

あるフラワーエッセンスはリラックスさせてくれる、あるエッセンスはイライラをなだめてくれることが得意など、私達のネガティブな感情をよくするようにサポートしてくれます。

そして、人間の持っている幾つものネガティブな感情をカバーできるようなフラワーエッセンスを、各ブランドが何十本という単位のセットでつくっています。

例えば、バッチフラワーレメディー（エッセンス）のバッチ博士は人間のネガティブな感情に合わせて38本開発しました。そして、バッチ博士はこの38本があれば人間のネガティブな感情に対応できると言い残しています。

### ♡お花以外のエッセンス

現代ではバッチ博士が生きていた頃と時代が違い、フラワーエッセンスの種類もお花だけでなく、多様の物からつくられています。例えば、鉱物、動物、自然環境、星座、五行、クロックサークル、エンジェル、アセンデッドマスター、スピリットからもつくられています。

鉱物エッセンスはインディゴエッセンス、ＰＨＩエッセンス、パシフィックエッセンス、アラスカンエッセンスなどから出ています。

動物エッセンスではＰＨＩエッセンスや、パシフィックエッセンスのイルカのエッセンス、クジラエッセンスなどが有名です。

環境エッセンスはエンバオメンタルエッセンスとしてアラスカンエッセンスが有名です。アラスカンエッセンスは英国のチャリスウェルガーデンにある井戸のチャルスウェル、ギーア島のクォーツの上でつくられたものなどがあります。オーストラリアンブッシュフラワーエッセンスでは、お花以外にホワイトライト、ライトフリークエンシーエッセンスのシリーズの中に南極、北極と言う環境のエッセンスなどがあります。

星座のエッセンスはヒマラヤンフラワーエンハンサーズから12星座の太陽と月のエッセンスが出ています。

五行エッセンスはパシフィックエッセンスから出ています。

クロックサークールエッセンスはPHIエッセンスから出ています（このエッセンスは飲用できません。置いて使います）。

アンジエリックエッセンスや、リヒトウェーゼンは天使やスピリット達、アセンデッドマスターなどからつくられているエッセンスブランドです。リヒトウェーゼンのエッセンスはアロマのエッセンシェンシャルオイルの香りのついた飲用できない体につけるオイルタイプの物もあります。

### ♡フラワーエッセンスの選び方

フラワーエッセンスを選ぶときは、次の方法があります。
① 各ブランドの解説書を読んで選ぶ。
② お花カードを見て、気になるお花カードを直感で選ぶ。
（フラワーエッセンスをつくったお花が印刷されたカード）
③ ペンディュラムで選ぶ。
④ フラワーエッセンスのボトルに記載されている名前やお花の写真を見ないで直感で選ぶ。
⑤ キネシオロジーテストやOリングテストで選ぶ。

⑥　カウンセラーからカウンセリングを受けて選ぶ。

自分ではぴったり合ったフラワーエッセンスを選ぶことができないときや、テーマを絞り込めないときには、フラワーエッセンスを販売しているお店のスタッフに相談したり、プロのカウンセリングを受ける方法がおすすめです。

自分でフラワーエッセンスを選ぶときには、シングルエッセンス（1種類だけ入った物）を選ぶよりは、各テーマごとに何本かのフラワーエッセンスがブレンドされた、コンビネーションエッセンスを飲むほうがいいでしょう。そのほうが選ぶのに失敗が少なく、効果を感じやすいでしょう。

**♡キネシオロジーテスト、Oリングテストでクライアントに合うエッセンスを調べる利点**

カウンセラーがフラワーエッセンスを選ぶときには、通常はクライアントさんに必要なフラワーエッセンスを、話を聞いて1本〜数本選びます。

しかし、この方法ではなくクライアントさんに必要なフラワーエッセンスを、クライアントさんの身体に聞いて選ぶキネシオロジーテスト、Oリングテストという手法があります。

キネシオロジーを使ったテスト方法は、カウンセラーがクライアントさんの筋肉反射の強弱を見ながらフラワーエッセンス選びを進めます。

質問に対してYｅｓのときは筋力が強くなります。Nｏの場合は筋力が弱くなります。

例えば、クライアントさんに自分の名前を言ってもらいます。すると、通常は筋力が強く入ります。他人の名前を言ってもらうと、筋力は弱くなります。

カウンセラーはクライアントさんの悩みをサポートするのに、どのフラワーエッセンスが必要かを、クライアントさんの力の加減をみながら1本～数本に絞り込んでいきます。

この手法は、クライアントさんの言葉だけでは得られない情報がわかります。つまりクライアントさんも自分自身では気づけない視点や悩みの根本の潜在的なことがわかります。

この手法は、悩みの根本をしっかり絞り込むことができるので、より早く悩みを改善、解決が期待できます。しかし、専門的な話になりますが、この手法は「転移」などが起きることがあります。そのために、カウンセラーはクライアントさんをテストする前に必ず、クライアントさん自身の名前を言ってもらうなどして事前テストを済ませる必要があります。

転移が起きていると、カウンセラーに必要なエッセンスをクライアントさんが自分自身のエッセンスとして選んでしまうことなどが起きます。

### ♡フラワーエッセンスの保存方法

フラワーエッセンスのボトルは立てて保存しましょう。特に長期保存するときは、そのようにすることで、フラワーエッセンスを吸い上げるゴムの部分に液体が触れにくくなります。そのため少しでもゴムの劣化を防ぐことができます。

また、フラワーエッセンスを保存するときは、ボトルとボトルの間に仕切りがあることが理想です。

特にアンジエリックエッセンスでは、各エッセンスを保存する際には必ず仕切りをするようにすすめています。仕切りがないとエッセンス同士がお互い影響し合うそうです。

そして、フラワーエッセンスは日光や電磁波の影響を受けない場所に保管します。湿気が多い場所などは控えて、涼しい場所に保管しましょう。

夏場の暑い部屋に置くと、稀にキャップを閉めているのに中味が蒸発することがあります。フラワーエッセンスの中身の量が減ったなどの事例もあります。部屋の温度が高温になるときは、特に保管場所には気をつけてください。

## 2　バッチ博士

### ♡バッチ博士とは

フラワーエッセンスはイギリスの医師エドワード・バッチ博士（１８８６〜１９３６）によって体系化されました。バッチ博士は免疫学の医学博士として、またワクチンの開発でも名を知られる高名な医師でした。そして、そのワクチンで、第二次大戦時の１９１８年に流行したインフルエンザにおいて数千人の兵士の命を救いました。

また細菌学者でもあったので、ロンドン・ホメオパシー病院ではホメオパシーと関連づけて７種

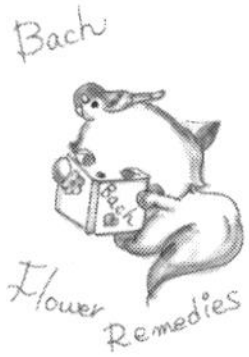

類のノソード（細菌からつくったワクチン）を研究、開発しました。この発見は現代の医療にも大きな貢献をしています。

### ♡私達を癒すものは自然の中にすでにある

私達は過去、病を治すのにハーブ（植物や薬草）などを使ってきました。そして、人類の歴史の中ではハーブを使い病気を治してきた時代と、反対にそのことをすっかり忘れている時代がありました。

バッチ博士は「自然の治療法は力強いので必ず人々は、またそのような療法に戻っていく」と述べています。

そして、「自然界の清らかで美しい純粋な働きかけによる治療法は、確実に多くの人の内なる自己に働きかけます」と言っています。

今、フラワーエッセンスが少しずつ、世界中に認知され広がってきています。私達の深い部分が、フラワーエッセンスは副作用がなく安全に心をサポートできるアイテムの1つだと、気づき始めているからではないでしょうか。

### ♡病名でなく、病人を見る

バッチ博士は「フラワーエッセンスを使うのに病名は必要ない。大切なのは、病人がどのように病気の影響を受けているかを見ることが治療の指標となる」。

そして、人によって、性格、気質的に反応しやすい思考と行動パターンがあります。「もし、心配性なら、病気になる前に、心配を和らげるフラワーエッセンスを1種類から複数を飲み、予防することが大切です」と述べています。

例えば、同じ病名を告げられた人でも各自、病気に対して反応が違います。ある人は、落ち込んで食事も喉を通らなくなってしまう。ある人はなぜ私だけがこんな目に合うのかと怒りを感じる。ある人は、病名を聞いてパニックになってしまう。このように反応が違うことに目を向けましょう。

それから、その感情に対してフラワーエッセンスを飲みましょう、と言っています。

つまり、病名を見るのではなく、自分の心の中で今、何が起きているかを見ることが大切です。それにより、より的確なフラワーエッセンス選びができます。つまり、ネガティブな感情を癒すことが少しでも早くよくなるポイントです。

例えば、ネガティブな考えが頭の中で繰り返されることで眠れないのであれば、まず頭（マインド）を休めるフラワーエッセンスを飲みましょう。

そして、ネガティブな考えが現実にならないかと、恐怖を感じているのであれば、恐怖を和らげるフラワーエッセンスを飲みましょう。このような方法でフラワーエッセンスを選んでみてください。バッチ博士の言葉を借りれば「気分の良くない状態から、気分の良い状態に引き戻すこと」が病気の治療の鍵の1つになります。

# 3　フラワーエッセンスの活用法

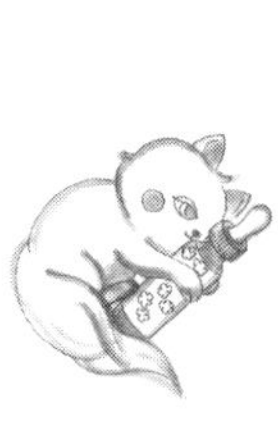

### ♡エッセンスを飲む前に

フラワーエッセンスを飲み始めた初心者は説明書を読んでいると「どれも私に必要」と感じてしまうかもしれません。そのときは、まず「今、1番気になっている悩み」にテーマを絞りましょう。

1つテーマを絞れば、その時点でかなりフラワーエッセンスの本数が絞られてきます。

そして、それらを集中して2週間～1か月で飲み終えたら、また、前回と同じように、そのときに「今、1番気になっている悩み」にテーマを絞り、フラワーエッセンスを選んでください。そのときに前回の悩みが1本飲み終えただけで癒えることもありますが、前回の悩みのレベルがさらに深まり同じ悩みに取り組むこともあるでしょう。

### ♡フラワーエッセンスの作用

例えば、職場の上司に怒っていてフラワーエッセンスを飲み始めたとします。そして、飲み終わったときに、「あれ、あの頃よりは上司に対して怒りが減ってきたかな?」と感じたのであれば、フラワーエッセンスが作用したと考えていいでしょう。

もし、怒りが消えていないなら、もう少し怒りを癒すフラワーエッセンスを継続してみましょう。

そして、怒りの下にある、さらに深い感情は悲しみです。怒りを癒すと次に悲しみの感情が浮上してくることがあります。もし、悲しみの感情が出てきたのであれば、次には悲しみを癒すフラワーエッセンスを飲みましょう。

また、フラワーエッセンスを飲み始めた初心者は「怒り」の後に「悲しみ」が出たときに、その浄化プロセスに圧倒されてしまうことがあります。

初心者の人がフラワーエッセンスを飲むと、より不安定になると言うのはこのようなことが起こるからです。

このようなプロセスは1人で取り組むのではなく、経験あるフラワーエッセンスカウンセラーと一緒に取り組むとより安全です。

また、フラワーエッセンスを飲み始めた初心者の人はレスキューレメディー（緊急用のエッセンス）を1本持っておくことをおすすめします。このように圧倒されたときにレスキューレメディーを飲むことで、そのプロセスをうまく乗り越えられます。

### ♡飲み方

通常フラワーエッセンスは茶色やブルーの遮光瓶のガラスボトルに入っています。そして、キャップを開けるとプラスチックのキャップにはガラス製のスポイドがついています。

このスポイドから、液体のフラワーエッセンスを吸い上げます。そして、数滴、お水や飲み物に入れて飲みます。また、直接フラワーエッセンスのボトルからスポイドの先に舌が触れないようにして、口の中に直接、数滴落としても大丈夫です。

万が一、スポイド部分が舌や口に触れた場合はスポイトだけを外して熱湯消毒をしてください。また、フラワーエッセンスを飲み物に入れるときに、飲み物の種類も温度も関係ありません。

そして、飲む滴数は各ブランドですすめられている滴数があります。飲む前にそのブランドの専門書で確認してください。わからないときは直感で飲んでも大丈夫です。通常は平均2〜4滴です。

●アラスカンエッセンス1回につき2滴。

●パシフィックエッセンス、PHIエッセンス、ヒマラヤンエンハンサーズ、インディゴエッセンス、アンジエリックエッセンスは1回につき3〜4滴。

●パワーオブフラワーヒーリングエッセンス、アラレタマは1回につき3〜5滴。

●スピリットインネイチャーエッセンス、マンボヤフラワーエッセンスは1回につき4滴。

●オーストラリアンブッシュフラワーエッセンスは1回につき7滴です。

●リヒトウェーゼンのエッセンスは1回につき1プッシュ手首につけそのエネルギーを吸い込みます。

●LTOEはおすすめの滴数がボトルにそれぞれ記載されています。

フラワーエッセンスの期限はボトルに記入されています。期限内に必ず飲みきりましょう。期限が過ぎた場合は、飲むのではなく、お風呂に入れるなどしてなるべく早く使い切ってください。

そして、通常はフラワーエッセンスは継続して飲むことが大切です。2週間から1か月を目安に同じエッセンスを継続しましょう。また、程度の軽い感情であれば1回、または短い期間飲んだだけでも変化を感じられます。ネガティブな気持ちが収まってきたら飲むのを止めても大丈夫です。

ある程度、継続して飲む場合は必要なフラワーエッセンスを、1本〜数本ブレンドしたトリートメントボトルをつくりましょう。何本ものフラワーエッセンスを持ち歩かなくていい利点がありま す。そして、トリートメントボトルをつくることは経済的にもおすすめです。

ただ、トリートメントボトル自体をつくることをすすめていないブランドもありますから、必ず専門書で確認してください。

## ♡トリートメントボトルのつくり方

トリートメントボトルのつくり方は、空のガラス製の遮光瓶10〜30 mlほどのボトルの中に、原液のフラワーエッセンスから各ブランドのおすすめ滴数を落とします。そして、そのボトルに対して3分の1はブランデーを入れます。

このブランデーがフラワーエッセンスの保存料になります。そして最後にお水（市販のミネラルウォーターを使用し、水道水は使わないでください）を入れて完成です。これをトリートメントボトルと言います。ブランデーが苦手な人は植物性のグリセリン、お塩、お酢で代用してください。

そして、トリートメントボトルをつくるときには、季節によってアルコールの分量を調整してください。アルコールを入れる分量の割合が高いと夏や梅雨のときにはより安心できます。

カウンセリングをしていると、夏場はクライアントさん達はフラワーエッセンスの保存は気にかけてくれます。しかし、夏場より梅雨時期のほうがより注意が必要です。フラワーエッセンスを扱ってきた経験上から、稀にですがボトル内に浮遊物が出るのは梅雨のほうが多いです。このようなことからトリートメントボトルは少量をこまめにつくりその都度飲みきることをおすすめします。

また、子供、アルコールが苦手な人、病気でアルコールを控えている人のためにトリートメントボトルをつくるときに保存料に使うブランデーでなく、甘い味のする食用グリセリンでも代用できます。そして、味に抵抗がある人もいると思いますがお酢でも代用できます。

例えば、何本かまとめてフラワーエッセンスを飲みたいときは、トリートメントボトルをつくりましょう。このときに１度にブレンドする本数は１本〜最高７本以内までにしましょう。

基本的にはブレンドする本数は３、４種類が理想的です。これぐらいの本数は強い作用が出にくく、飲む人にとっては優しい作用となるのでおすすめです。

本数が多いと、たくさんのテーマの悩みを1度に取り組むような感じになります。つまり、癒しのプロセス中に色々な感情が溢れ出してしまいます。そして、浄化反応が強く出て、それに対応できなくなり辛くなってしまうことがあります。辛いとフラワーエッセンスを飲むのを止めてしまったり、抵抗して飲まなくなってしまいます。これは一番残念で避けたいことです。

フラワーエッセンスをブレンドするときは、１つのテーマに絞り数を少なめにすることが基本です。

トリートメントボトルの期限は夏場10日、通常時や冬場2週間を目安にしてください。フラワーエッセンスを飲み始めたら、まず、1本を2週間～1か月を目安に飲みきってください（トリートメントボトルの場合は2週間、原液の場合は1か月を目安にしましょう）。

1本を飲み終えた後は、また、そのときに感じているネガティブな感情に合わせて次のフラワーエッセンスを選びます。

### ♡エッセンスを飲んだ後の反応

フラワーエッセンスを飲み始めたばかりの初心者の人は、フラワーエッセンスを飲むといつもより少し眠くなったり、風邪を引いたりすることがあります。

このように、身体に何か起こったときは必ず、すぐに病院に行ってください。そして、調べてもらい何もなければ、ネガティブに考えすぎないでフラワーエッセンスを継続してください。

これは今まで、体が無理をしすぎていたので、「休養を取る必要がある」と考えてゆっくりした時間をとってみてください。

例えば、車でもそうですが、メンテナンスもなく走らせていると、最終的には故障をしてしまいます。車も故障前に「あれ？　調子が悪いな」と感じる前兆があります。このようなときに対応することが大切です。そうすることで、長くよい状態が保てるでしょう。

人間も同じです。走り続けてばかりいるのも、心身のバランスが崩れているということです。

ハイ状態のときも、意識的にお休みを取るように心がけてください。ハイの状態のときは副腎に注意信号が出ています。ハイの後にパタッと急に動けなくなってしまうのはそのためです。そんなときこそ、スピードを緩める時間をとってください。

## ♡飲んでも効果を感じられない

フラワーエッセンスで効果を上げたいときは、適切な期間、適切な分量を定期的に飲み続けることが必要です。そして、フラワーエッセンスの説明書をしっかり読んで的確な物を選ぶことも大切です。

フラワーエッセンスは今、感じている「ネガティブな感情」に対応した物を飲むことが大切です。フラワーエッセンスを的確に選ばないで飲んでいても何も効果がなく、何も変化しないからです。

そのため、最初は専門家にアドバイスを求めたり、何度かカウンセリングを受けて飲んでみることをおすすめします。フラワーエッセンスの効果は的確な物を一定期間飲むことで実感できるでしょう。

フラワーエッセンスを飲み始めたばかりの初心者の人が、効果をあまり感じられないときは、長年のストレスなどで自分自身の心身の反応が鈍くなっていることもあります。そんなときも途中で飲むのを止めないで、まずボトルを1本飲みきってください。

そして、それを飲み終えたら、再度そのときに感じている感情に合わせてフラワーエッセンスを選び直してみてください。各自、感受性が違うのでフラワーエッセンスの変化を感じるのに時間のかかる人もいます。そして、変化していてもそれに自分自身が気づいていない場合もあります。

例えば、「特に何も変わりませんが、最近周りの人達が優しくしてくれます」などと聞きます。つまり、その人が出している波動が変化したので、周りの人にも変化が起きていることに気づいていない場合もあるのです。

または、「変化したい」と言いながら、心の中では「変化したくない」と潜在意識に矛盾を持っている人も多いです。その場合は、まずは顕在意識と潜在意識を一致させるフラワーエッセンスを飲まないとフラワーエッセンスをいくら飲んでいても効果は感じにくいでしょう。

そして、効果を感じられないときには、一度に飲むフラワーエッセンスの本数も少ないのかもしれません。1本ではなく、数本が必要なのかもしれません。

また、1日に飲む回数や、飲んでいる日数が短いことが原因かもしれません。

他には、自分が今飲んでいるフラワーエッセンスブランドよりは、別のブランドのフラワーエッセンスのほうが、今の自分には相性がよい場合もあるでしょう。ブランドもたくさんありますので、色々なブランドを試しながら今の自分にしっくりくるブランドを見つけてください。

しかし、以前合わなかったブランドが、その後、合うこともありますので、その点は柔軟でいてください。

## 4　フラワーエッセンスの働き方

少し専門的な解説になりますが、フラワーエッセンスの作用のしかたを説明します。

私達の身体、エネルギー体には波動の治療効果を高めるクォーツ的クリスタル構造物が存在しています。

そして、フラワーエッセンスと波動医学的治癒（Flower Essences and Vibrational Healing）の著者グルダス氏によれば、クォーツ的クリスタル構造物は、細胞の塩類、脂肪組織、リンパ液、赤血球、白血球、松果体の中にあると言っています。

クリスタル構造物は、交感神経における共鳴にもかかわっています。

体内のクリスタル構造物はその電波のエネルギーを吸収しながら高い周波数と共鳴を起こして、身体が感知した周波数帯を取り入れます。

私達がフラワーエッセンスを飲む場合は、口の中の粘膜から血管に入ります。血管の中のシリカを媒介にしてエネルギー体にフラワーエッセンスの情報が伝わります。

それから、フラワーエッセンスは内側のオーラから外側のオーラに伝わり、また内に戻ってきます（余談ですが、シリカのジェムエッセンスは記憶喪失や物忘れに効果があります）。

シリカは肌や髪や爪などの美容を意識している人には老化防止で注目されている必須ミネラルの

1つです。

### ♡悲しみは、悲しい波動を出しているお花で癒すことができる

以前、私の父親が悲しいドラマに夢中になっていました。

その様子を母親から聞くと、「そこは泣くところ?」というところでも、父親は泣いていたそうです。

友人の奥様も同じようにこのドラマに夢中になって、毎回泣いていると言っていました。

そして、よく泣くようになってから、奥様が怒ることが減ってきて昔のように優しくなってきたそうです。

涙は、私達の心の中に溜まっているネガティブな感情を洗い流してくれます。ちょっと最近、怒りっぽくなったと感じるときは、悲しい映画でも見て、たくさん涙を流してみましょう。すると、凝り固まった心も肩の力も抜けてくるでしょう。

カウンセリング時にクライアントさんが泣くことがあります。そして、泣くことで「すっきりしました」と笑顔で帰っていくことがよくあります。

悲しみの感情は、誰もがあまり感じたくないので私は「傷ついてないよ」「悲しくはないよ」と本当の感情を直視しないで、そんなことはなかったかのように心の奥に閉まいます。

ブッシュフラワーエッセンスの創始者のイアン氏は、悲しみを長い間そのままにしておくと恨み、

つらみが強くなってしまうと言っています。

そして、このブランドの中のスタートデザートピーというお花からつくられた、悲しみに対応するフラワーエッセンスを定期的に取ることをすすめています。

このお花は、人間の悲しいときに出す波動と同じ波動を持っているので、共鳴して悲しい人を癒すことが可能になります。

このフラワーエッセンスを悲しいときに飲むと、悲しみが身体の中に溜まることを防いでくれます。

そして、イアン氏は1週間に1度ぐらいのペースでこのエッセンスを飲むことをすすめています。

また、悲しみの感情は長く持つと肺や心臓などに不調が出ることもあります。悲しみを感じるとハートが傷つくので、第4チャクラのハートチャクラ対応のフラワーエッセンスもおすすめです。

そして、失恋のときは、第3チャクラ、第4チャクラがダメージを受けます。それをサポートするフラワーエッセンスを飲みましょう。また、恋が終わったら第2チャクラも癒してください。

ブランドによっては、各チャクラ対応のエッセンスもあります。ヒマラヤンフラワーエンハンサーズ、パワーオブヒーリングエッセンス、マンボヤフラワーエッセンスです。

そして、ＰＨＩエッセンスやパシフィックエッセンスなどは、専門書を見ると各フラワーエッセンスに対して、各チャクラの対応が書いてあります。それらを参考にしてください。

## 5　フラワーエッセンスは代替医療の1つ

### ♡フラワーエッセンスは薬ではない

フラワーエッセンスは薬ではありません。基本的には薬のように肉体に働きかける物ではありません。多くの代替医療の中にある療法の1つです。

フラワーエッセンスはネガティブな感情に働きかけ、それを癒すことで心のバランスを整えます。そして、その結果、身体にも良い影響が出ます。

このようにフラワーエッセンスはとても素晴らし療法です。しかし、肉体の問題、病気のときはまず、西洋医学で治療してください。それから代替医療を取り入れてバランスのよい治療を行ってください。また、薬を飲んでいても、フラワーエッセンスは飲むことができます。

フラワーエッセンスを飲むときは、薬と同時に飲むのではなく、少し時間を空けて飲みましょう。

例えば、重い病気にかかると絶望的になってしまい治療することを諦めたり、拒んだりする人がいます。また、なぜ自分ばかりがこんな目に合うのかと悲しむ人や、怒る人もいます。

このように病気になったときの反応は人それぞれです。そして、そんな人達がまず自分の病気を受け止め、最後まで治療し、完治するという気持ちになることが必要です。

まずは、自分の病気を受け入れ、心が少しでも和らぐことが治療の第1歩です。その1歩をフラ

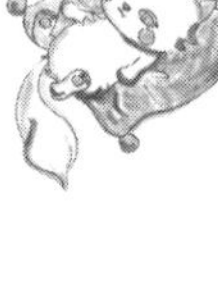

ワーエッセンスがサポートしてくれます。

つまり、病気が治らないのではという諦めやネガティブな感情が変わることで、身体が良い方向に変化する可能性が出てきます。「病は気から」と言うことわざがあります。気持ちの持ち方は病気の治癒に大きく影響を与えます。

そして、フラワーエッセンスは病気になった原因や気づき、治療を辛抱強く頑張る力をサポートしてくれます。

## ♡フラワーエッセンスは副作用がないので安心して飲める

同じハーブ（植物）でも去年と全く同じハーブはできません。気候の影響などで微妙にハーブの成分は変わってきます。お花であればつけるお花の大きさも数も変わってきます。ある年はお花をつけないときもあります。自然の物のよいところはこのように毎年変化することです。

しかし、反対に薬は去年と全く同じ物がつくれます。

また、薬は植物全体から効能を得るのではなく、精製された一部を取り出しているために副作用の問題もあります。

しかし、命にかかわるような急性のときや、外傷のときに多少の副作用があっても、まずは西洋医学の治療の選択を先にしましょう。まず、医師の診断をしてもらい治療をしましょう。その選択をしてから、その人が病気によって感じているネガティブな感情をサポートできる、フラワーエッ

○インディゴエッセンス

**コンビネーションエッセンス**

| | |
|---|---|
| ★チャンピオン | いじめられっ子。自分は強いと思える。 |
| ★チル | 強烈な怒りのとき。 |
| ★コンフィデンス | 自信を持てるように。 |
| ★ハッピー | 過度の悲しみを感じているが分からないときに。<br>泣いてもOKと教えてくれる。 |
| ★インビジブル フレンド | 孤独。ハグされ大丈夫と言って欲しいときに。 |
| ★ラブ | 傷つき怒っていて何も感じられないときに。愛を諦めない。 |
| ★ノー フィア | 臆病。理由が分からずそわそわ。ひとりぼっちでない。 |
| ★プラーク | やらなくてはいけない事をするのにストレスを感じたり、<br>退屈なとき。<br>成功するのに自分にプレッシャーをかけている。<br>人生は楽しいと教えてくれる。 |
| ★セトル | 肉体にいるのが落ち着かない。<br>リラックスして存在するだけでいいと思えるように。 |
| ★シャイン | クールな態度や皮肉な態度を身につけた子供に。<br>明るく輝く 。 |
| ★スリープ イージー | 夜が怖い。エネルギーに敏感で寝付けない。 |
| ★ザ ワークス | 緊急時に。１０代でカッとなり自分や他人にダメージを<br>与えてしまう。 |
| ★インテグレート＆グラウンド | 電磁波などのエネルギーでグラウディングが弱いとき。<br>恐れのエネルギーで中心にいることができないときに。 |

センスを飲みましょう。

また、ヒマラヤンフラワーエンハンサーズのタンマヤ氏が、大きな病気などのときはチャクラ全体に乱れが出ると言っています。

病人の体の上から（服を着た上で大丈夫です）各チャクラに対応するチャクラエッセンスを落としてあげるだけでもいいでしょう。

傷口などがあるときは、肉体につけないでフラワーエッセンスを一度手に取って、病人の身体の周り（オーラ）を撫でるようにしてあげるといいでしょう。

また、手術をしたときに大切なことはフラワーエッセンスを使いオーラの穴を塞ぐようにオーラを修正するようにしてください。

おすすめはオーストラリアンブッシュフラワーエッセンスのスレンダーライスフラワーです。手術をしたクライアントさんやその家族におすすめし、オーラの修正をしてもらうとよい手応えを感じたと報告を受けます。

私自身、火傷をしたときもオーラの修正をします。それをやるようになってからは、やらなかったときと比べると治りの違いを感じます。

また、波動がわかる機械で全身を調べてもらったときに、口の周りのオーラが乱れていると言われました。私自身、何も心当たりがありませんでした。しかし、歯の治療を２か月ほど前にしていることが関係しているとわかりました。歯の治療をした後も、オーラの修正をフラワーエッセンスを手につけて行ってください。

### ♡病人のお見舞いに行くとき

お見舞いに行くときには、自分のオーラの層を厚くするフラワーエッセンスを飲んでください。

インディゴエッセンスのスムージーをさらさらとしたボディークリームでなく、とろみのあるボディークリームに混ぜて体につけるといいでしょう。また、病院に行くと疲れやすい人は、オーストラリアンブッシュフラワーエッセンスのフリンジドバイオレットがおすすめです。

○インディゴエッセンス

## ニューチャイルドシリーズ

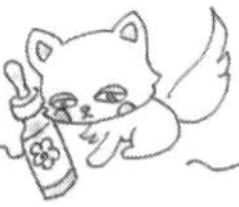

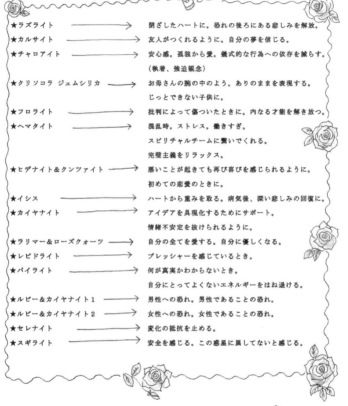

★ラズライト → 閉ざしたハートに。恐れの後ろにある悲しみを解放。

★カルサイト → 友人がつくれるように。自分の夢を信じる。

★チャロアイト → 安心感。孤独から愛。儀式的な行為への依存を減らす。
（執着、強迫観念）

★クリソコラ ジェムシリカ → お母さんの腕の中のよう。ありのままを表現する。
じっとできない子供に。

★フロライト → 批判によって傷ついたときに。内なる才能を解き放つ。

★ヘマタイト → 混乱時。ストレス。働きすぎ。
スピリチャルチームに繋いでくれる。
完璧主義をリラックス。

★ヒデナイト＆クンツァイト → 悪いことが起きても再び喜びを感じられるように。
初めての恋愛のときに。

★イシス → ハートから重みを取る。病気後、深い悲しみの回復に。

★カイヤナイト → アイデアを具現化するためにサポート。
情緒不安定を抜けられるように。

★ラリマー＆ローズクォーツ → 自分の全てを愛する。自分に優しくなる。

★レピドライト → プレッシャーを感じているとき。

★パイライト → 何が真実かわからないとき。
自分にとってよくないエネルギーをはね退ける。

★ルビー＆カイヤナイト１ → 男性への恐れ。男性であることの恐れ。

★ルビー＆カイヤナイト２ → 女性への恐れ。女性であることの恐れ。

★セレナイト → 変化の抵抗を止める。

★スギライト → 安全を感じる。この惑星に属してないと感じる。

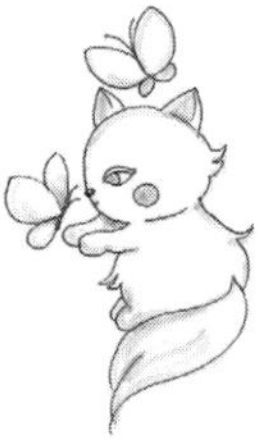

# 第2章　恋をしたとき・別れたときのフラワーエッセンス

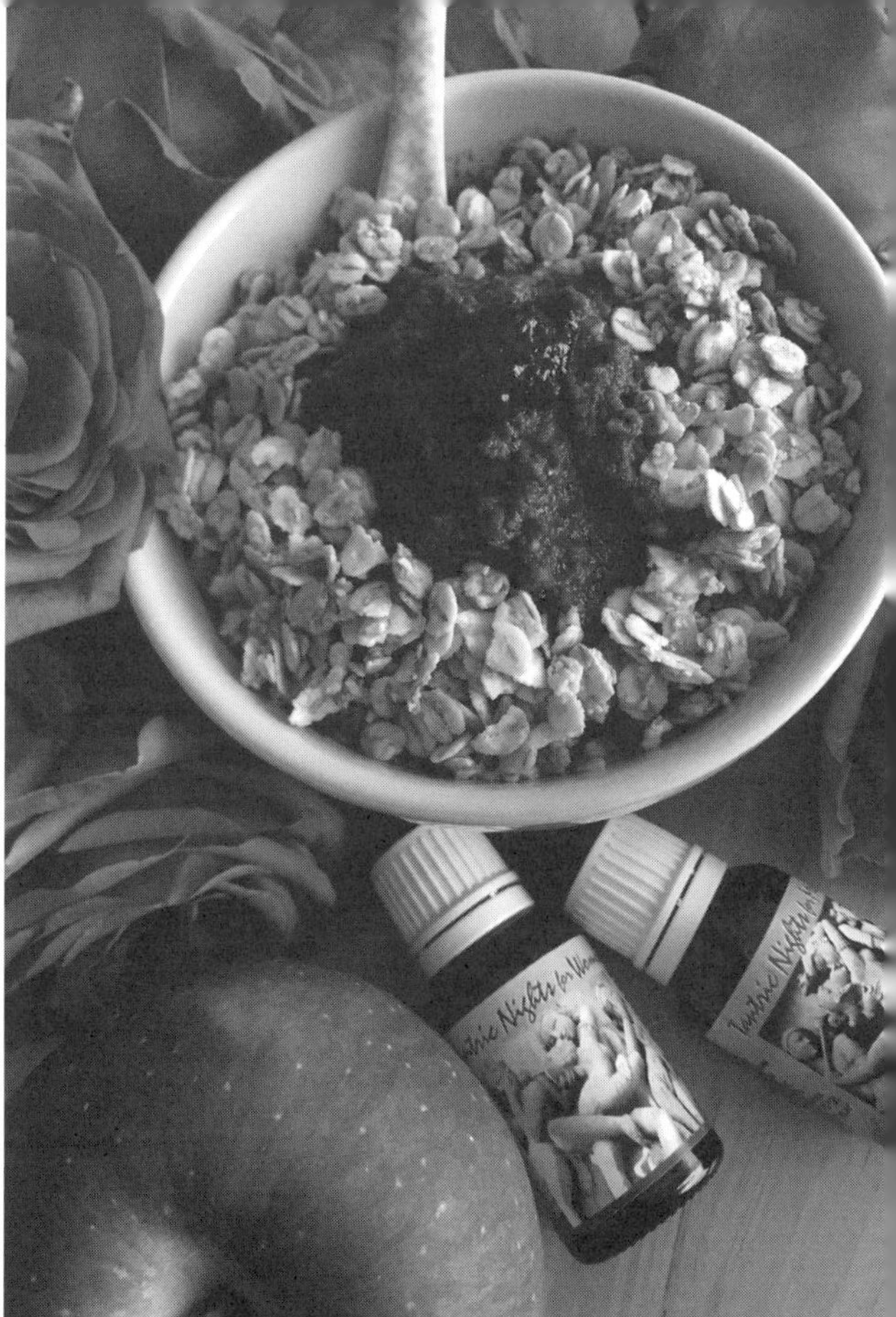

★ヒマラヤンフラワーエンハンサーズ

## 1　確実に恋をつかむ心構え

### ♡心から恋人が欲しいと望んでいますか

カウンセリングをしていて、「恋人が欲しい！」というのはとても相談の多いテーマの1つです。こんなときは、女性性をアップさせて、相手を魅了するフラワーエッセンスを飲むのもいいでしょう。

しかし、その前に「本当に恋人が欲しいと思っているか」「トラウマがあり新しい恋をするのに臆病になっていないか」などのチェックをしてみましょう。

カウンセリングをしていると、クライアントさんが「恋人が欲しい！」と言っていても深い部分で「欲しいと思っていない」と矛盾を持っていることが多いです。

その場合、まず自分の中の矛盾を解消したり、トラウマを解消するフラワーエッセンスを飲むことが優先です。

これらの感情を持ちながら、先に異性を魅了するフラワーエッセンスを飲んでも変化を感じられないでしょう。

例えば、矛盾を解消するフラワーエッセンスから飲むと、何年も恋人がいなかったのに早い事例ですと、1か月もしないで「恋人ができました」と報告を受けることがあります。つまり「潜在意

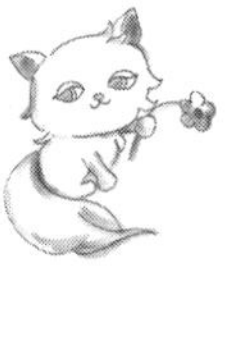

識と顕在意識が一致するとこんなに早く変化することができる」といつも感じます。

### ♡エッセンスを飲みながら行動を起こす

「本当に恋人がほしい！」と矛盾がなくなり、心から思うことができるようになったら、次にすることは、フラワーエッセンスを飲みながら、具体的に行動する勇気が必要になってきます。

例えば、出会いの場、自分の興味ある集まりに参加してみる。お友達に男友達を紹介してもらうなどです。

しかし、このときに、行動をすぐ起こせる人と、そうでない人がいます。

クライアントさんの中でも、出会いの場に足を運ぶまでに、フラワーエッセンスを飲んですぐに行動ができる人もいれば、１年以上かかる人もいます。

恋人が欲しいのに、何年も何も行動ができていないなら、早くフラワーエッセンスを飲んでみてください。具体的に行動に起こせないのであれば、何故、そのようなことが起こるのか自分自身の心理をチェックする必要があります。

人それぞれ、行動できない理由は違います。

例えば、自己評価が低すぎる。くじけやすくて諦めやすい。具体的な方法がわからない。そんなことをするのは恥ずかしい。完璧主義で恋人をつくるのに相手に求める基準が高いなど。

ここを、自分で分析できれば、それをサポートするフラワーエッセンスはたくさんあります。

そして、恋人をつくるのに、どう行動していいのか方法がわからない場合は、信頼できる人に具体的なことがわからず悩んでいると打ち明けてアドバイスを求めてみましょう。

このように、すでに恋人がいる人に聞いたり、自分でも恋愛を成功させる本を読んでみましょう。

そのようにすることで、自分で見えていない視点に気づけるでしょう。

また、職場に異性がいない職場だったり、仕事の残業続きで職場と家の往復ばかりで出会いがないのであれば、異性に出合う具体的な方法を考えなければなりません。

しかし、「自分から出会いの場に出かけるのは、物欲しそうで恥ずかしい」とか、「友人に男友達を紹介してもらわないでも、いつか運命の人に出合えると思っています」と待っている人もいます。

本当に恋人が欲しいのであれば、「何年もただ待つだけ」という方法は一度止めてみて、新しい方法を試してみましょう。

また、自分の心との対話で「今は恋人をつくるより先にしたいことがある」など気づきがあれば、先にしたいことにエネルギーを注ぎましょう。それがきっかけで、同じ趣味を持つ人と出会いがあるかもしれません。

例えば、最近は読書会や、お料理をつくるなどの趣味の出会いの場もあります。

消極的な人は、趣味をきっかけにしたほうが恋愛に繋がりやすいでしょう。

どちらにしても、自分が外に出かけないかぎり、出会いのチャンスはやってきません。

また、日頃から誰からも気軽に話かけられるようなニコニコした雰囲気を心がけましょう。

例えば、道を聞くにしても、私達は無意識に、気軽に教えてくれそうな人を選びます。通常の表情を鏡でチェックしてみてください。いつも口角が下がっている人には話にくい感じがするものです。

もちろん、待ちの姿勢がよくないわけではありませんが、勇気がなくて、ぐずぐずしてしまって行動に移せない人や、恥ずかしい気持ちがある人は、フラワーエッセンスの力を借りてください。

また、まず、恋人をつくるのに優先がないと気づいた人は、自分の好きなことに夢中になって自分を高めることで、その高まった自分の波動に合う人と出会うチャンスも出てきます。

### ♡過去の失敗を癒やし、次への対策を練る

例えば、自分から何も行動をしないで「男性との運命的な出会いを待っていたい」という人は、深くカウンセリングしていくと以前、出会いの場に足を運んだけれど、男性の方から断わられた、自分が「いいな」と思っていた人に選ばれなかった屈辱感を持っていることがあります。

そして、自分から出会いの場に出かけるのは惨めと感じる女性も少なくありません。

また、以前にお付き合いをした人を、まだ忘れられないという人もいます。

そうであれば、新しい出会いより、まずその過去の恋愛を癒すフラワーエッセンスを飲むことが先です。

そして、出会いの場に出かけても、上手く行かなかったときに、自分は魅力がないからだなどと

思い、自分の問題として受け止めすぎないでください。お互いに異性に対して好みの違いがあるだけです。

そして、恥ずかしがり屋の人は、出会いの場に出かけたのに「緊張してしまって下ばかりむいてしまい、まともに相手の顔さえ見ることができなかった」と言っている人もいます。

この場合は、相手の目を見るのではなく、相手の眉間あたりに焦点をあててみてください。相手側からすると自分の目を見てくれているように見えます。

このようにテクニック的なことが必要なのかもしれません。

怖がっていないで、まず、出会いの場に出かけてみないと自分の改善点はわからないものです。

つまり、下ばかり向いていると暗い雰囲気に見えます。それに、相手は自分に興味がないと受け取るかもしれません。

それが理由で、相手は違う人を選んだのかもしれません。

相手も社交的な人でなかったら会話は続かず気まずい雰囲気になり、お互いにがっかりするでしょう。会話をする前に緊張してしまい、自分から話かけられなかったのであれば、これからは、事前に会話が途切れたときの話題も考えておきましょう。

例えば、このような場合だったら、少しでも場数を踏んでまず場にも慣れることが必要かもしれません。しかし、女性であれば「話をするのが少し苦手なんです」と最初に伝てもいいでしょう。

そのようにすると相手も自分に興味がないから会話が続かないとは受け取らないで、会話を自分からするように気にかけてくれるかもしれません。

そして、積極的でなくてもそのような女性を好む男性もいます。

また、緊張しすぎる人は緊急時に飲むレスキューレメディー（エッセンス）などを、数日前から飲んで参加してみてください。

初めて会う人に、自分の良いところを短時間で知ってもらうことは難しいことです。

だからこそ、少しの失敗でくじけないでください。諦めなければ必ずあなたと合う相手に巡り会えます。

大切なことは、自信を失うようなことがあっても、必要以上に長い間落ち込まないことです。そして、行動をやめないことです。

「フラワーエッセンスを飲みながら、同時に行動を続けていたら巡り会う」と信じてみてください。

多くの男女が「恋人が欲しい」とカウンセリングに訪れます。しかし、そのカウンセリングで、いつも感じることがあります。

男性は好きな女性がいるなら「お誘いする、声をかける、好意を持っていることを表現し、伝える」ことをしましょう。好きな女性を一度も食事にも誘っていない。日頃、声もかけないのであれば女性には好意は伝わっていません。

また、誘っても女性が乗ってこないのであれば、自分の行きたいところではなく、女性の興味のあるところに誘ってみましょう。事前に女性の好みを知って、その好みの場所に誘う方法はＯＫをもらいやすいでしょう。

例えば、女性がイタリアン料理が好きだとわかれば、「美味しいイタリアン料理のお店が新宿と渋谷にあって、男1人では行きにくい場所なので、どちらかに一緒についてきてくれませんか？ご馳走します」と誘ってみてください。

それから、二、三度デートができても、女性の興味のない話をしていたり、自分の自慢話だけになっていないか、また自分から全く話題をふらず、沈黙が続いているということはありませんか。

そして、デート時の服装は洗濯されていてシワがなく、埃はついていませんか。靴やベルトやカバンは汚れていないですか。食事中に音をたてて食べていませんか。また、目に付く手先、爪の間も確認してください。髪は整えられていて清潔ですか。

女性側も男性からの誘いを待ってばかりいないで、自分から言葉や態度で好意を少しでも表さないと気づいてくれない男性も多いです。

そして、男性も自分に気のない女性、誘っても断られそうな女性をわざわざ誘うこともしないでしょう。

だからこそ、最初は好意があることを少しでも表現して「俺に気があるのかな？　じゃあ誘ってみようかな」と思ってもらえるように誘いやすくすることも大切です。

また、服装は好感が持てますか。化粧やヘアースタイルは、場に合わせて楽しんで研究、お手入れしていますか？

笑顔でニコニコと話を聞いていますか。

自分の悩みや愚痴を話していて男性は聞いているだけで、何も話していないと言うことはありませんか。悩みや愚痴を長い間話続けていないか気にかけてください。そして、楽しい話を心がけてください。そして、男性の都合を考えないメールの返信を求めて不機嫌、不安になっていませんか。

また、結婚したいと思っているのであれば、相手も独身であることが大前提です。

カウンセリングをしていると、１人でいる淋しさより、結婚できない相手でもパートナーに選んでいるということがあります。

そして、そのような人をカウンセリングすると、多くの人が口では結婚はしたいといいながら、深い部分では結婚はしたくないと思っています。

結婚したいと思っているのに、いつも既婚者をパートナーに選んでしまう人はフラワーエッセンスを飲んで矛盾をなくすことが大切です。

また、そのような人は両親との未解決の問題や、両親を超えて幸せになってはいけないという思いを持っている場合も多いです。

アンジエリックエッセンスの中に愛をテーマにした「ラブキット」のシリーズがあります。

真実の愛、ハートの開花、内なる愛、セルフラブ、十分に愛される、愛を深めるの６本です。

このエッセンスの説明を読むと自分にどの部分の愛が不足しているか気づけるでしょう。

## 2　自分の恋は自分でつかむ

♡恋をする前に躊躇しない

子供に先回りしすぎた指示や、必要以上のアドバイスをする親がいます。すると、子供は行動をするとき、何かを判断をするときに1人で決めることに自信を持てないまま成長してしまいます。例えば、恋人を探すのに他人に、出会いの場に行くか行かないかを聞いて決めている人もいます。自分が、どうしたいかは自分自身の心に尋ねてみましょう。

自分の心の声が聞こえないのであれば、他人の意見を重視したり、他人の反対を気にしています。他人には自分の心の中から出て行ってもらいましょう。「心の声が聞こえないのは何故ですか?」と自分の心に聞いてみてください。

直感で浮かんだ人を思い浮かべて、「私の心の中から出て行ってください」と言ってみてください。そして、扉をイメージしてその人が光と共に出て行くイメージをしてください。

そして、もう一度心に「私は本当はどうしたいのか」を尋ねてみてください。浮かばないのであれば、また、心の中に「自由にしてはいけない」「自信を持ってはいけない」「成長してはいけない」などと他にも暗示を入れている人がいるかもしれません。

先ほどと同じように他に浮かんだ人がまだ居たら、心の中から出て行ってもらいましょう。

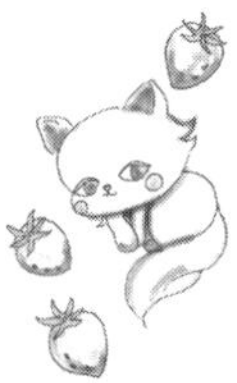

このワークで、心の中に他人が居なくなると肩、首の辺りが軽くなったり、目の前が明るく感じたり、気分がよくなります。これを「自由に自分で物事を選択していい」という気持ちになるまでやってみてください。

また、「行こう」と決めてからも、「行っても出会いはないかもしれない。それなら行くだけ無駄かも」などと考えてしまうのも自分の考えでなく、他人の考え方を拾っていることもあります。

そのときは、「行っても出会いはないと言っているのは誰ですか？」と自分の心に聞いてみてください。

もし、浮かんだ人がいたら、その人をイメージして、「この考えはあなたのものです。あなたにお返しします」と言ってください。そして、その人が扉を開けて自分の心の中から光と共に出て行くのをイメージしてください。「自分自身」ですと自分の心が言ったら、その考え方を変化させるフラワーエッセンスを飲んでください。自分の心にたずねる方法は心理カウンセラーの大嶋信頼氏が著書の中ですすめています。

また、行こうと決めたら、すぐ行く予約を入れてください。やる気が出たときに行動をすることが大切です。あれこれ頭（マインド）で理由をつけて止めてしまわないようにするためです。

結果的に、そこではよい出会いがなかったとしても、動いたことでエネルギーは変化し始めます。動き始めたら、いずれ、自分自身にとって1番よいタイミングで恋を引き寄せられるでしょう。失敗を恐れて、行動をしないという選択を続けないようにしてください。

# 3　もう、年だからと身体も恋も諦めてしまう前に

♡恋をするのに臆病になったら

ここ最近、「生理もまったくきていないし、もう更年期だと思います」とまだまだ若い人が口にされます。そのような人にエネルギーレベルで調整をするようなフラワーエッセンスを飲んでいただくと「1年ぶりに生理がきました」と喜ばれることがあります。

また、そのときの感情を癒すフラワーエッセンスを飲んでいたら、生理のサイクルを調整するようなものは入れていないのに、「何か月もこなかった生理がきました」と報告をいただくこともあります。ハードな仕事を続けていたり、日常のストレスで生理のサイクルは乱れやすくなります。

「もう、年かな?」と諦めて何もしないのではなく、フラワーエッセンスを試してみてください。フラワーエッセンスはエネルギーレベルでの働きかけをしてくれます。

そして、生理のサイクルが狂うのは、精神的なことが関係していることも少なくありません。

しかし、肉体の問題には、感情の問題だけでなく生体化学の問題が疑われますのでサプリやハーブなどで栄養素の不足を補い食事や生活習慣も見直すとよいでしょう。そして、体の不調で一番大切なことは、早めに病院に行って診断を受けることです。

診断を受ける前や診断結果が出るのを待っているときに、怖いのであれば、恐怖や心配に対応す

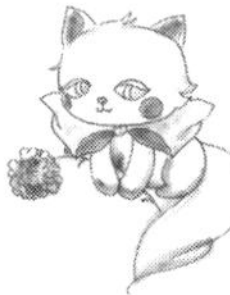

るフラワーエッセンスを飲みましょう。

そして、診断後、病名を聞いて「落胆した」「なんで自分ばかりがこんな目に合うのかと怒りを感じる」「涙が止まらない」などの感情を感じたときはそれに対応したフラワーエッセンスを選んで飲みましょう。

フラワーエッセンスで病気を治すことはできません。しかし、問題や不調の臓器などがわかれば、その辺りに対応するチャクラのエッセンスを飲んだり、病気に対する感情を癒すフラワーエッセンスを飲むことで、治療に前向きに取り組むことができて結果的には病気の治癒も早めてくれる可能性があります。また、病気と不調を肉体レベルでなく、感情レベルの視点から説明している本が多く出版されています。それらを読んでみると、自分の病気や不調の気づきがあるかもしれません。

## ♡年下の男性との恋

最近、年下の男性とおつき合いする女性も増えてきています。

そのような人から、「今はすごく楽しいのですが、時々鏡を見て年を感じて気持ちが下がります。やっぱり、そのうち相手にされなくなると思い落ち込みます。先に自分から去ったほうが傷つかないかもしれないと思います」

しかし、先のことは、年下とおつき合いしても、年上とおつき合いしてもわかりません。

どんな年代の人でも「会ったときに楽しい人」であればまた会いたくなります。

そして、この楽しい時間を共有することを積み重ね、長く良い関係が築けていけます。

年齢のことだけを考えすぎて臆病になりすぎないでください。

「どうせ、私は最後には選ばれない」と不安を持って会っていても笑顔も少なくなり、楽しめません。そして、その想いが態度や言動に現れてその現実を引き寄せてしまいます。

そのような人に、よくおすすめするフラワーエッセンスがあります。

「年齢を気にしなくてアクティブになる」「年齢を重ねる恐怖心を取る」「外見のコンプレックスを取る」「自分の人生の責任を取る」などのフラワーエッセンスです。

すると、「若々しい気持ちになった」「あまり年が気にならなくなった。元気になって行動的になって若い彼とデートを楽しんでいます」などの報告を受けます。

## ♡ 精神的に若いことが大切

心も年を取らないように意識することは、自分の外見も磨くモチベーションになるでしょう。

また、先ほどの年齢を気にしないフラワーエッセンスにさらに加えるなら「魅力アップ、女性性をアップさせる」「深刻にならない。子供心を持ってデートを楽しむ」などのフラワーエッセンスを飲んでみてください。

おつき合いを最初から諦めてしまって、後悔しないようにしてください。

若々しい身体を維持するにも、年齢に合った運動は美容のためにもおすすめです。自分に合った運動を探して継続してみてください。そして、睡眠時間や食べ物やお肌や身体のケアなど、楽しみながら続けてください。楽しむことが継続の鍵になります。

好奇心を持って新しいことにもチャレンジする人は、心だけでなく見た目も若いように感じます。

## 4　過去の恋愛のトラウマから新しい恋に踏み込めない

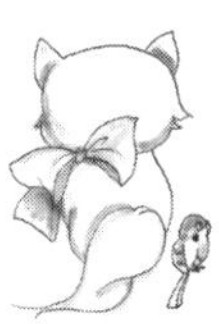

### ♡パニックの原因は過去の恋愛のトラウマ

クライアントのAさんが、最近毎晩パニックになるそうです。エッセンスを選ぶのにキネシオロジーテストを行いました。Aさんのパニックの原因は、過去の恋愛のトラウマでした。

最近、Aさんはボーイフレンドができたのですが、まだお付き合いまでには至ってはいませんでした。

Aさんはボーイフレンドができて嬉しかったのですが、それと同時に理由はわかりませんが、落ち着かなくなってきました。

この頃から無気力になり、不安感が襲い、毎晩ベッドに入ると涙が出たそうです。

そして、夜中に起きてしまい、パニックになってしまったそうです。

フラワーエッセンスを飲むまでは「なぜ、涙が出てくるかわからない。そして、最近、性格も悪くなった」と感じていたそうです。

それが、「たった1日だけフラワーエッセンスを飲んだだけで気持ちが落ちつきました」と報告してくれました。

Aさんは「過去の恋愛のトラウマ。男性に対する不信感が癒されていない」ことが自分自身でわかったそうです。

毎晩、そのトラウマが甦ってきたのがパニックの原因でした。

カウンセリング中に、Aさんが言っていたことをご紹介させていただきます。

「今まで過去のショックだった感情を封印していたのですね。自分ではわかりませんでした。ボーイフレンドに会うことができなくなって、さらに何で毎晩パニックになるのか理解できませんでした」

「エッセンスを飲み始めたらすぐパニックが収まりました。朝は起きると、いつも本当にもうイヤだ！ と思っていたのに起きたときにあれ？ もうイヤ！ だと思わなかった。それまでは、まったく先が見えなくて、希望もなく、もう仕事も辞めて、すべてをリセットしようかとも考えていました」と言っていました。

そして、会社に普通に行けるようになったそうです。

職場に出かけても、いつもイライラしたり、何か自分の悪口を言われているのではないかと感じていた気持ちも、ピタっと収まったそうです。

それからは、以前のような感情が時々、襲って来るときにはフラワーエッセンスをトイレでこっそり飲んでいるそうです。

そして、自分自身に「大丈夫」と言い聞かせるようにしたそうです。

フラワーエッセンスを飲み始めてからは、自分は何が好きだったかを思い出し、自分が好きなことをやればいいと思うようになったそうです。

こんな当たり前のことも、いつのまにか忘れていたことにも気づいたそうです。

Aさんが苦しんだ1つの要因は、過去の恋愛が未解決のままで、それを心の奥にしまい込んでしまったからです。それが新しい男性との出会いで刺激されて出てきました。

つまり、その過去の恋愛が新しい恋愛をする前に癒される必要がありました。

そして、Aさんは、いつも自分にこう言い聞かせていたそうです。

「自分はいつも明るく、弱いところはない」しかし、実際のAさんはそうではありませんでした。

Aさんは職場で泣いている同僚がいると「弱音をはいて」と怒りが込み上げて、同僚が許せなかったそうです。

それが、フラワーエッセンスを飲み終える頃には「悲しかったら泣こうよ」と思えるようになったそうです。

許せなかった元彼を、夢の中で許した夢を見たそうです。そして、目覚めて「もう彼とのことは終わったのだから、次にいこう」と思えたそうです。

「苦しいときは、苦しいと言えばいい」

今までは「疲れた」と言う言葉も自分の中ではタブーだったそうです。

会社に行くのが辛いときは「今日は行くのが辛い」と言えたら楽ではないだろうかと思えるようにもなったそうです。 そして、フラワーエッセンスを飲み始めてから1週間ぐらいは、幼い頃の悲しかった思い出が毎晩、襲ってきたそうです。

「恋愛の失敗は恥ずかしいし他人には話せなかったです。そして、周りには失敗などしていないかのように振る舞ってきました。これからは、少しでも話せるようになるかな。フラワーエッセンスに出合うまでは苦しかった。わけもわからない苦しみや不安がよく襲ってきて。私は自分でもわけがわからない期間が長過ぎました」

Aさんは、カウンセリングに通い始めたときには、カウンセリングに申し込んだものの、日時が迫ると、やっぱり止めようかと何度も思ったそうです。しかし、「もうこれ以上苦しむのがイヤ、自分を変えたい」と思って行動したそうです。

当時は「もう、精神科に行ったほうがいいかも」と思っていたそうです。

感情をしっかり感じないで、マインド（頭）だけで物事を理解しようとすると、ハート（心）の気持ちを無視してしまいます。ハートとマインドの2つの間に乖離があるほど私達は混乱してしまいます。ハートの気持ちと行動や発言を一致させないといけません。

まず、ハートが感じている辛さに目を向けるのを怖がらないでください。

ハートが辛さを感じているのに、マインドでそれらしい理由をつけて、その感情から逃げても解決はされません。「私は悲しい」と自分の感情を受け入れてから、悲しいなら泣いて、これはよくなるプロセスと信じてフラワーエッセンスを飲んでみてください。

そして、感情のバランスを整えるのにさらにポジティブなアファメーションを唱えたり、タッピング療法や運動、ダンス、歌や瞑想など自分に合ったものを取り入れてみてください。

トラウマが深い人、自分１人ではその感情に圧倒されてしまう人は、このプロセスを通り抜けるのに専門家のサポートを受けながら癒しを進めるのがおすすめです。

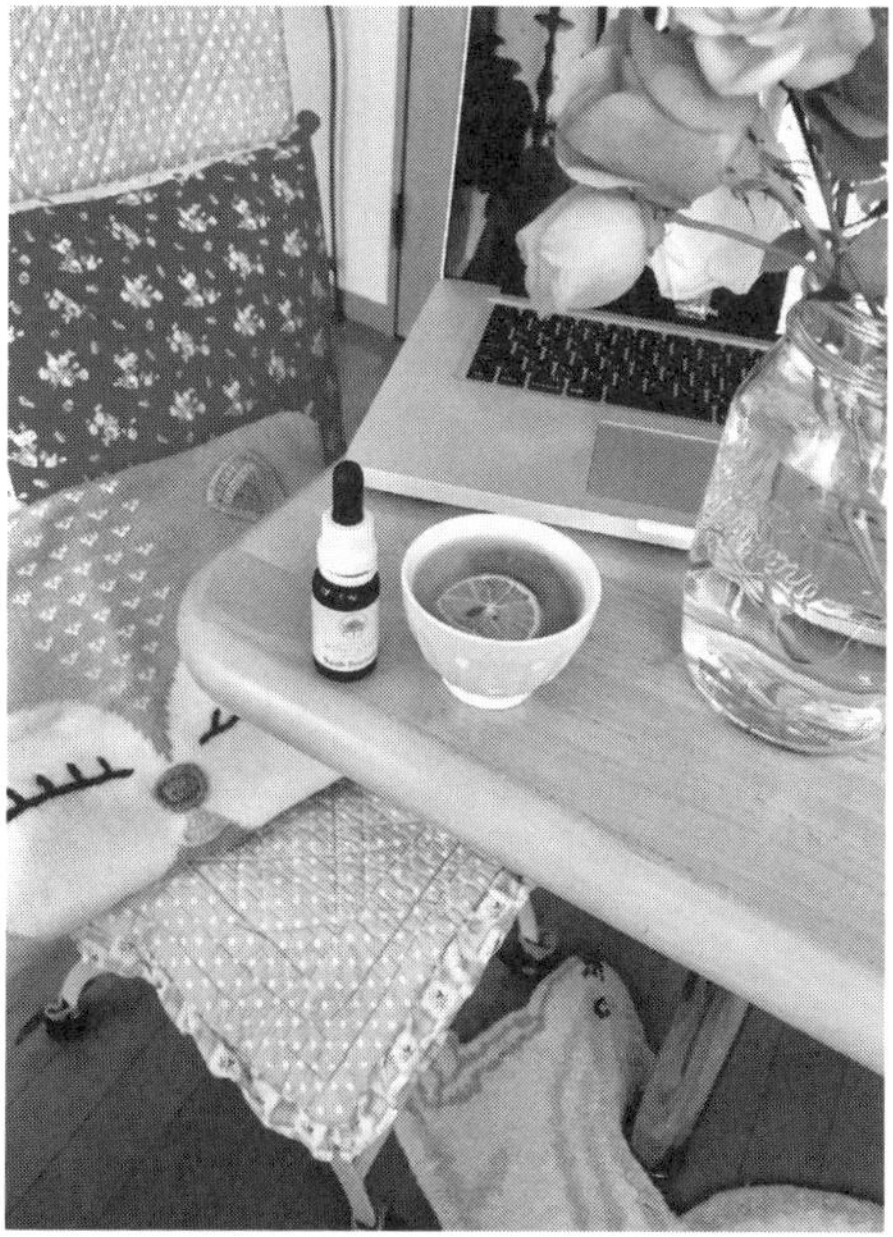

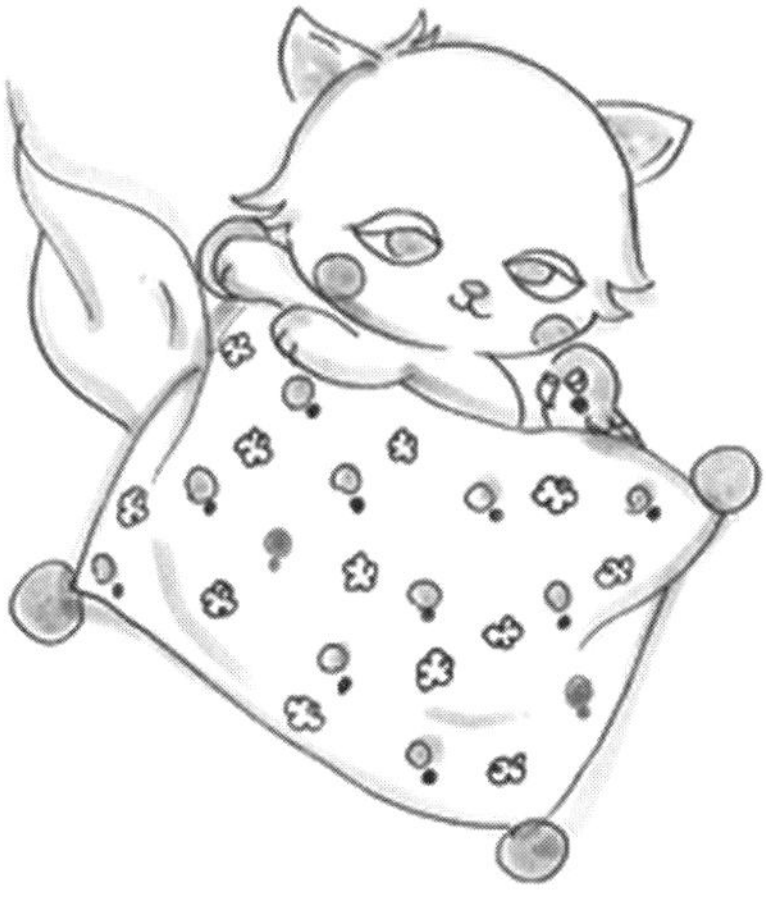

○インディゴエッセンス

## ニューエナジーシリーズ

★N01 → 古い荷物を手放す。そして、全体性を感じられるように。再統合。

★N02 → 古いパターンを溶かし、手放す。何度も繰り返さない。思考を静止する。

★N03 → 受容。新しい情報に適応。生命の新しいありかたに適応。

★N04 → 自分が何者かを表現。エゴなしで心から口に出す。

★N05 → 自信がないときに。気力をなくしたときに前進をサポート。
前進する勇気。笑う力を取り戻す。
真剣に捉えない。ポジティブに捉える。疲れているときに。

★N06 → 頭でなくハートにつながる。心に感じている事を表現する。

★N07 → 努力やストレスない想像性。

★N08 → 時間が足りないと思っているときに。無限性。
過去に学んだことと今を一つにする。

★ポップ → 妄想を捨てる。何が現実で、何が現実でないかがわかる。
こんな考えもあんな考えもあるよと思えるように。
厳格な人が物事の見方を緩められるように。

★ダイヤモンドライト → 古い物を手放した後の明晰さ。学んだ事を集結。強力なエッセンス。
闇と光が1つに溶け合い新たに変化。クリスタルの浄化に。

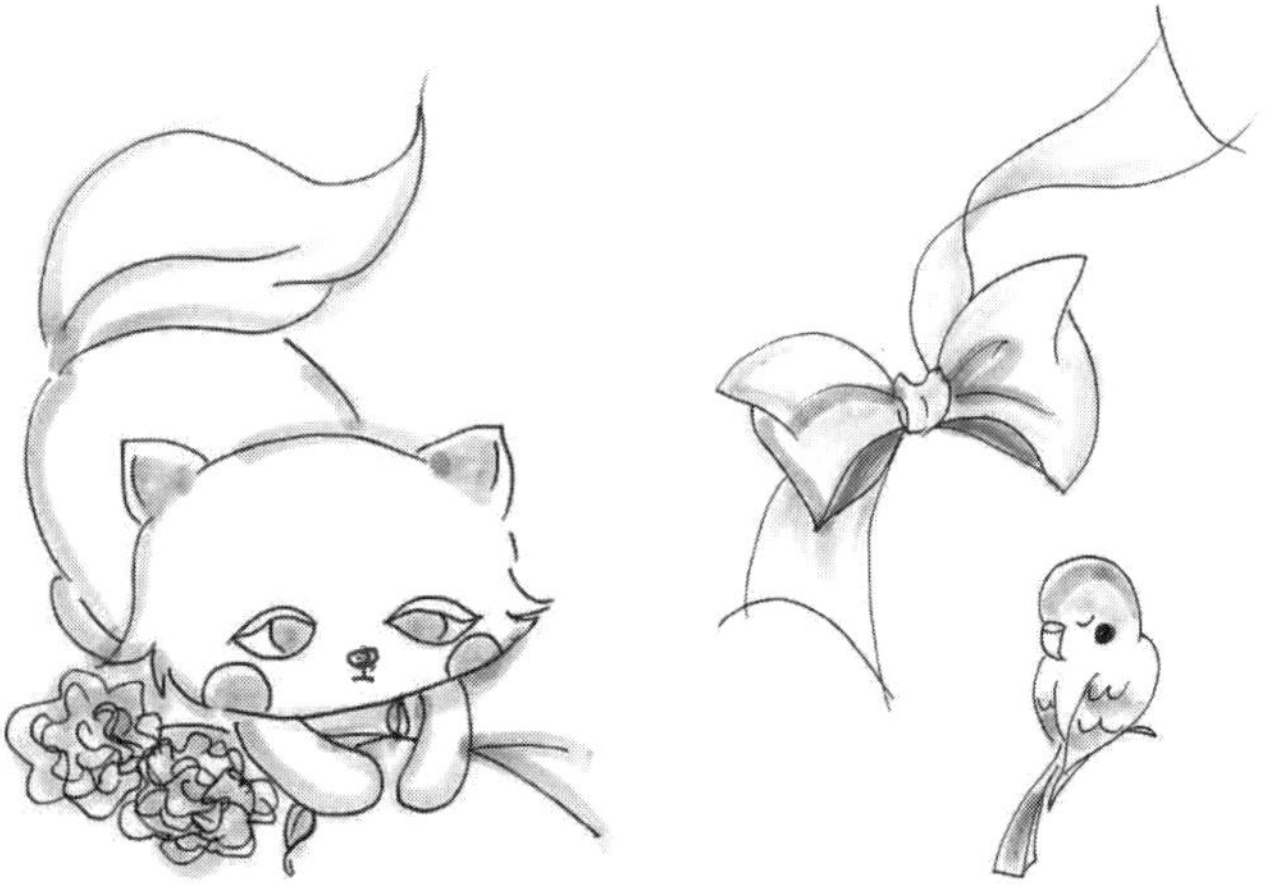

# 第3章　職場でフラワーエッセンスを活用

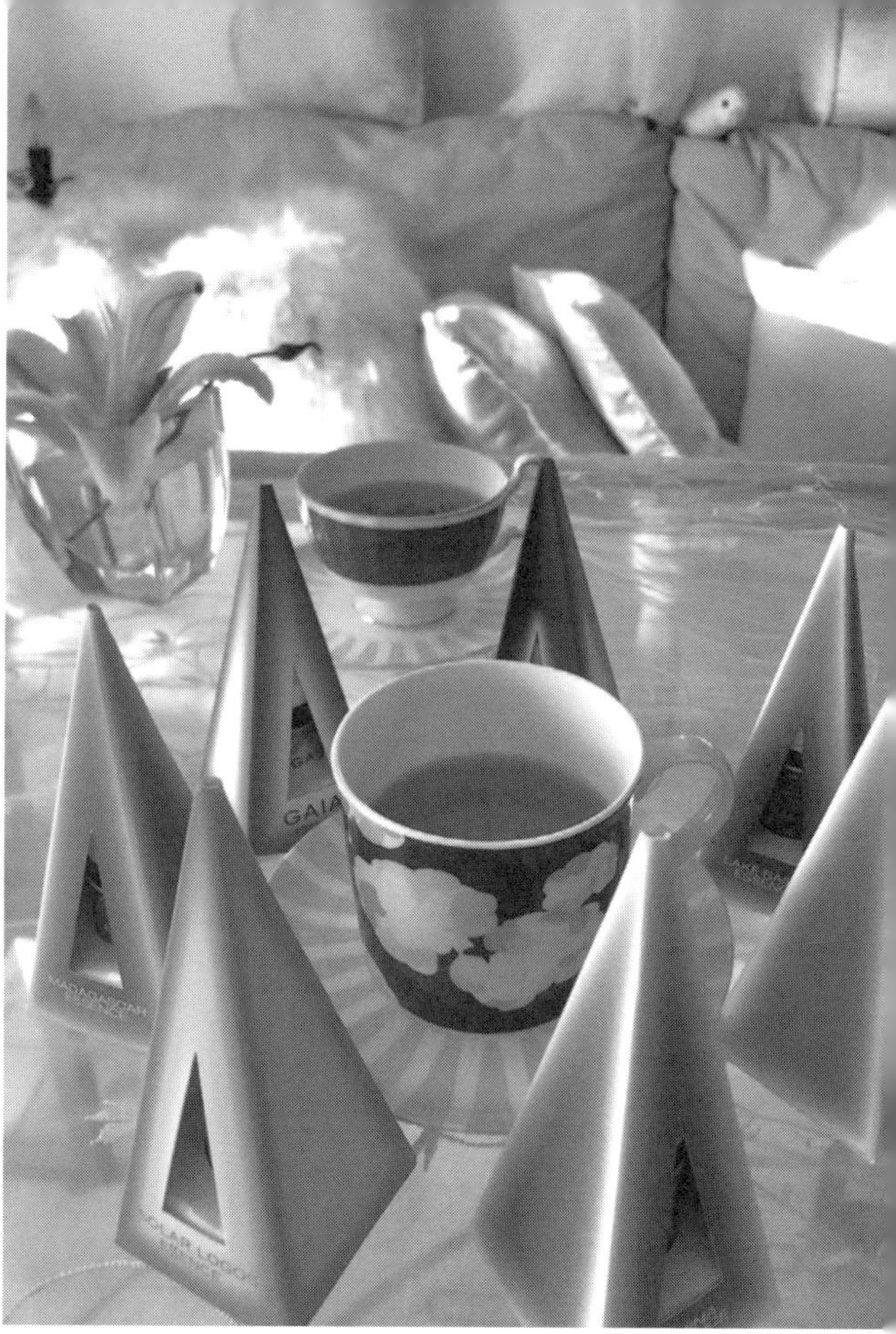


★オーストラリアンブッシュフラワーエッセンス

## 1　会社側に立った自分の仕事ぶりを見てみよう

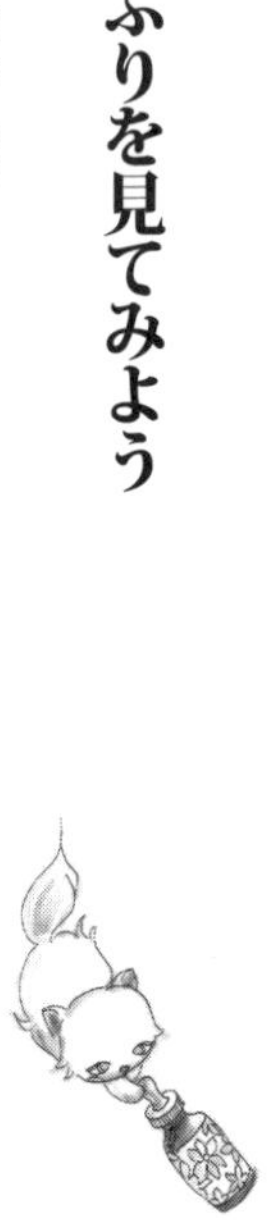

♡**自分の考え方を変えるには不安や抵抗がつきもの**

「私は悪くない。なんで私が変わる必要があるの。会社の考えや方針は間違っている」

本当に私の言う通りかもしれません。

しかし、実際に、そうであっても他人や会社が変わるべきと思っていても問題解決にはなりません。そして、自分側からしか物事を見ていないと、自分の外側に不満がたくさん見えてきます。

♡**他人の目線で自分をみてみょう**

自分が雇い主になった視点から、自分の仕事ぶりも見てみましょう。

何か気づきがあるかもしれません。それに気づいたら、とてもラッキーです。

迷わず、それに取り組みましょう。それを続けていれば、会社にとって、仕事仲間にとって、とても必要な人材になれるからです。

♡**会社という1つのシステムの中では**

会社勤めをしていて、会社に行くのが辛いときは「新しいステージに入ったよ。新しい課題にチャレンジ中だよ」というべきときです。

では、チャレンジとは何でしょうか？

社内の人との付き合い方、自分が仕事上のスキルを上げるなどがあるでしょう。

カウンセリングをしていると、上司、同僚に対する不満、会社の方針や環境にストレスを抱えている人が少なくありません。

その不満を同僚、上司、会社側に感情的になって言ってしまって孤立し、居場所がなくなり退職を選ぶことになるパターンが多いと感じます。

また、自分の外側にだけ問題があると思っていると、どこへ行っても同じ不満が出てきて長く仕事が続かないでしょう。

例えば、入社して間もないときに、何かを提案しても周りの人は聞いてくれないでしょう。

新人であれば、会社側や上司側からしたら、その人がどんな仕事ぶりであるか、長く続けられるかもわからないうちに意見を聞くこともなかなかないでしょう。

しかし、ある程度の信頼関係ができた後や、社内での自分の地位や立場が上がった後には意見も通りやすいものです。

まず、抵抗しないでそこのルールを受け入れてやってみましょう。

つまり、先にそこに居る人達を尊重しましょう。

最初からその場に居る人達をよく知らないで、何かを発言することはおすすめできません。

いくらその意見が正しくても、先にそこにいる人達が新しく入ったその人を排除しょうとする力が働いてしまいます。

私達は、新しいものや異質のものが入ってきたときは、先にそこに居る人達も相手を観察して、自分達の秩序を乱さないかを見ています。

例えば、会社を改善しょうと社長が変わり新しい経営方針が出るときには、前のほうがよかったなどの声が立ち始めます。

そして、新しい方針に反するように、抵抗する動きが出ることがあります。私達は変化することで緊張をしたり、この変化は自分にとって安全かと確認できるまでストレスを感じます。

そして、しばらくの間、その場にいる人達に緊張感が生まれます。しかし、それも時間の経過と共に馴染んでいきます。

このように、入ってきた新人が職場の場の空気を乱さないが、自分を危険に陥れない人かなどを観察されているのです。

そのようなときに反対の発言をするのでなく、まずは、社会人として信頼関係を築きながらその中で同じ気持ちを持つ仲間を増やしてからのほうが意見は通りやすくなります。

そして、会社内でのある程度の地位や立場が与えられると、周りは従ってくれやすくなります。

社内で仲間の信頼を得るには、ある程度の時間がかかります。それはあなたの仕事ぶりや、社内の規律を乱さない発言や行動、出勤態度などが見られています。

## ♡自分が周りの人に受け入れてもらうために自分ができることは

私のことですが、高校生の頃に「先生は私の話は聞いてくれない。一方的に怒られる」と母親に話したことがあります。すると母親は「あなたは学生だから勉強ができないと、いくらあなたが正論を言っていても先生はあなたのいうことには耳を貸してくれないのよ。悔しかったら成績をあげなさい」と言われました。

成績を上げることは、当時の私にはとても難しいことでした。

しかし、ある日、周りに宣言をして勉強を頑張りました。その甲斐あって、以前より成績が上がりました。

すると、母親の言っていたように、先生達の私への態度が変わったのです。

美術の授業では絵が特別、急に上手くなったわけではないのに点数がよくなりました。以前は10点中、取る人のほうが少なかった3から成績が上がってからは描いた絵につけられる評価の点数が急に7、8と周りの平均点より上になりました。

そして、美術の先生からは「勉強頑張っているらしいね」と声をかけられました。私は他の科目のテストの成績以外、絵の表現力は何も変わっていませんでした。しかし、明らかに先生から受ける態度が変わったことに驚きました。

また、他の科目の先生達も、何かあっても、まず私に理由を聞いてくれるようになりました。そのときに母親の言ったことが身にしみて理解することができました。

急に、「服装が悪い、髪型が悪い」と職員室に呼ばれ指導を受けることがなくなりました。

また、先生の態度は母親にも影響しました。

それまでは、個人懇談があると先生からは何かにつけて私の悪い点ばかりを指摘されていたそうです。成績が上がったら、私の挨拶が元気でとてもよく、職員室でも評判ですと褒めてくれたそうです。

この経験は、その後の私の人生にとても役に立っています。

以前の私のように「何で私だけが注意ばかりされるの？」と、こんな不満を持っている人もいるでしょう。

しかし、私が経験したように、そこで与えられ、自分に求められている、やるべきことに専念すると、相手が自然に変わります。まず、そこでやるべき本来のこと、それに専念してください。

仕事であれば、1日も早くできるようになることや、そこの雰囲気になじむことも大切でしょう。

そして、人間関係では尊敬、敬意、感謝の気持ちなどを持っていれば、自分が受け取るものが変わってくるでしょう。周りの人のよいところを見つけてください。このようにクライアントさんにもいうと「あの人には何もない」という人がいますが「それなら、仕事ぶり、人柄でなく、手が綺麗、机の上が整頓されていて、いつもきれいなどでもいいですよ」とお伝えします。

そして、それを相手に伝えてみましょう。これだけで、相手の態度が変化することさえあります。

### ♡求められるものは立場で違う

また、立場によって求められる仕事が違います。あるクライアントさんが、「社長は職場に来ないことが多いのに、社員の私達はいつも働きっぱなしで不公平だ」と言っていました。

例えば、同じ社員でも部長と新人ではやる仕事も背負う責任も違います。

しかし、まだ、会社に入って間もないのに、平等であるべきと思う新人がいると、職場の中が上手くまわらなくなるばかりではなく、人間関係にも支障が出ます。

例えば、販売員であれば、新人は届いた荷物の段ボールを開けて、検品作業です。慣れないうちは、手も荒れて、爪も折れます。朝に出勤しても昼まで冷暖房の効かない場所で、段ボール開けです。まるで肉体労働です。

もちろん、先輩や上司は、そんなことはしません。涼しく美しい空間の表舞台で優雅に美しい商品をお客様に提案して接客です。しかし、この納品のチェックの作業を皆、平等と先輩や上司に求めれば、その時間に売れる商品の売上が下がることが考えられます。また、顧客の顔を覚えていない新人が、来店したお客様の気分を害することもあるのです。まず、新人のときは、研修期間に覚え学ぶべきことがたくさんあります。

先輩や上司は、どれだけ段ボールを開けることが大変かも経験しています。何も言ってくれないかもしれませんが、文句を言わないで、確実にきれいに商品をストックしている新人がいたら、気に留めるものです。

つまり、素直に与えられた仕事に打ち込んでくれる新人は、先輩も上司も使いやすく、自分の仕事をまかせることができて「この人は信用できる」と引き上げてくれるものです。

会社側からしても、その立場によって求められているものは違います。新人にマネジメントは求めていません。上司に段ボール開けは求めていません。

それぞれの立場に合った仕事があり、それを、その人がしてくれなければ、それをできる人が求められてしまいます。

例えば、1つのお店に上司ばかりは必要ありません。

また、新人ばかりでも仕事は廻りません。どちらにしても効率が悪いでしょう。

仕事は組織でまわっているので、チームワークも大切なのです。まずは、自分の与えられた仕事に打ち込みましょう。誠実に新人時代を過ごすと自分が上司になったときも、部下を信頼して上手く使えるようになるでしょう。

よく、同僚を陥れて立場が上がった人は、立場が上がっていても疎外感やいつも他の人から陥れられないかを心配しています。

つまり、自分のしたことは、されるかもしれないと心配をしなければならないのです。これでは、ストレスで自分が参ってしまいかねません。自分が出したエネルギーが自分に返ってくると言うことを心に置いてください。

### ♡社内の意地悪をする側とされる側

仕事をしている仲間に足を引っ張られたり意地悪をされることもあるでしょう。

しかし、まず与えられた仕事を確実にこなしましょう。そして、意地悪をする相手に意地悪を返さなければ、時間はかかるかも知れませんが、そのような態度が意地悪をする人に変化を起こします。

そして、一転して協力者になってくれることもあります。また、急に相手が退職する話が出てきたりします。

本当に残念ですが、意地悪や嫌がらせは多少の違いはあれど、どこに行ってもあります。

自分がターゲットになっている場合や、他の人がターゲットになっていることもあります。どちらにしても、会社に行くのに気が重くなってしまいます。

ですから、時には意地悪をする人と話し合うことが必要になるかもしれません。

問題解決するのに、感情的な話し合いにならないように冷静に話し合えるように、第三者が入ってくれたほうがいい場合や、意地悪をする本人に直接言うのではなく間接的に直属の上司に言ったほうがいい場合などがあるでしょう。

意地悪をする側は、その人自身の問題があります。カウンセリングをしていると、意地悪が止められないという人がいます。意地悪をするのは自己愛が欠如しているということです。それで自分自身も苦しんでもいるのです。そして、「愛」をもっとも必要としている人です。

そして、意地悪をする人が持っている感情には「その人がいることで自分の居場所がなくなるのではないか。注目されなくなるのではないか」という危機感や「自分の持っているトラウマを刺激する人」であることが、意地悪をする引き金になっています。

また反対に意地悪をされた側が、辛いし、納得いかないことで仕事を辞めてしまうことがあります。しかし、これは賢明でありません。意地悪をされる側も、不条理なことをされて辛いと感じることも多いでしょう。だからこそ、辞める前に必ずフラワーエッセンスを飲んでみてください。

すると自分の受け取り方に変化が出てきます。そして、意地悪をする相手に「そんなことしないでください」と言えるようになるかもしれませんし、気にならなくなるかもしれません。

また、自分自身の気づきで「必要以上に、相手の感じている感情を敏感に感じ取ってしまう。つまりバウンダリーが弱い」「人をあまり信じず、人付き合いを避けている」など自分の持っているテーマがわかるかもしれません。

そして、意地悪をされたときの自分の反応を見てみましょう。

悲しみ、怒りどんな感情を感じていますか？　それに対応するフラワーエッセンスを飲んでみてください。被害者の位置に陥ると大切な自分の課題が見えません。

そのときにこのように考えるのは辛いですが、その問題を少し上から見るように意識してみてください。すると自分だけでなく、相手の持っている問題も冷静に見えてきます。

意地悪をする側と、違う視点から問題を見るようにすることでしか解決策は見つけられません。

それができなければ、常に自分がイライラしたり落ち込んでしまいます。

また、他の方法は相手が変化するのを待つだけです。しかし、これはいつになるかわからないので、やはり自分が変化したほうがいいでしょう。そして、自分の中に根深い罪悪感を持っていないかチェックしてみてください。そのような感情が意地悪をする人を引き寄せる場合もあるからです。

## ♡うわさ話

社内で上司から可愛がられている部下がいるとうわさ話が始まります。

「あの子は調子よく上司に取り入っている」

しかし、少し違う視点で見てみましょう。上司を立てて、やるべき仕事を頑張っている人をそういえるでしょうか。もし、自分の中にそんな気持ちが出てきたら、自分も認められたいという気持があることに気づいてください。この感情を隠してしまい、気づかないと嫉妬で自分自身を見失ってしまいます。負けたくない、自分も認められたいと思うのを、自分が向上するモチベーションにも変化させられます。自分の中のそんな部分に目を背けてしまわないでください。仕事を通じて自分の潜在的な力を発揮できるチャンスです。それを、自ら嫉妬で失わないでください。

また、あの人より上司から可愛がられたいという女性特有の嫉妬もよくあります。これも、他の女性と比べるのではなく、自分自身が所作や身なりや作法などを学ぶなどして嫉妬することから視点を変えてみてください。

## 2　職場が忙しいときの対処の仕方

♡忙し過ぎるときは今の、現状を周りに伝えてみる

仕事が忙しい時期に、自分が病気になってしまった場合に「自分だけが休むわけにはいかない」という責任感や「休むとライバルに負けてしまう気がする」「上司からは役に立たない人材と思われたくない」から休めない、また「自分だけが休むことで仲間から悪口を言われるのが怖い」などの理由で、体調が悪くても会社に出社する人もいます。

病気になったことでストレスを感じる人は、普段からも限界まで働いたり、短気でせっかちな面もあるでしょう。

そのような人は、時にはスローダウンするフラワーエッセンスが有効です。

また、強い責任感を持ってしまう人は「自分以外その仕事ができない」など、会社の体制に問題があることもあります。

そこで、何か改善ができないかを考え、提案をしてみたり、今の余裕のない現状を上司に報告してみるのもいいでしょう。現状困っていることを言えず、もう会社を辞める選択しかないといっていた人に、それを上司に伝えてみたらとアドバイスをするとその後、意外にすんなり改善してくれたと聞くことも少なくありません。

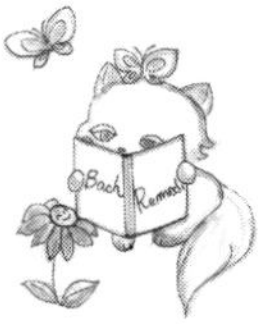

会社側がそれを改善できないのであれば、まず、自分の中でやるべきことに優先順位を決めてください。そして、何でも引き受けすぎてしまう人は、優先順位以外のことは「これが終わるまで、時間的に余裕がないので、今はできません。終わったら声をかけます」と伝えてみましょう。

しっかり断ることで、自分だけが仕事を抱え込むことがなくなります。

このようなタイプの人は他人のために多くの時間とエネルギーを使っています。これを止めると、仕事上の問題でなく日常でも自分のやりたいことにエネルギーを使えるようになり、人生がこんなにらくで楽しいと思えるようになるのではないでしょうか。

### ♡忙しいときの家族との関わり方

仕事が忙しいときは、家族に他のことを手伝ってもらうなど工夫をしてみてください。

しかし、家族も都合があるので、協力を得られない場合もあるでしょう。そのときに、断られたことを気にしすぎないようにしましょう。

まず、忙しい現状を周りに、ただ冷静に伝えるだけでいいのです。また、忙し過ぎて家族とのコミュニケーションの時間が取れなくなってくると、パートナーや家族との関係によくない影響が出てくることもあります。

このように、パートナーや家族からの不満が頻繁に出てきたときには特に気をつけましょう。

忙しいときに限って、パートナーや家族からの不満が出てくるものです。忙しい期間の具体的なメドを相手に伝え協力をしてもらえるようにしましょう。パートナーだからとか家族だから、忙しいことをわかってくれて当然と思いがちです。

忙しい側も支えてくれている側へのねぎらいの言葉や感謝を伝えることで上手くいくでしょう。大きな仕事をやっているときは、自分のことだけを考えがちになります。周りの人達に一言だけでも感謝の気持ちを伝えることは、自分を支えてくれる協力者を増やすことにもなるのです。

感謝を忘れてしまうときに、パートナーや家族は不満を持ちやすくなってしまいます。

あとは、自分のやることに全力を使って、少しでも次の日まで疲れを残さずに回復できるように日々、質の良い睡眠を心がけましょう。また、自宅に帰ってきたら仕事モードからリラックスするモードに変える必要があります。

そのためフラワーエッセンスを飲むのもいいでしょう。精神的、肉体的に疲れたときに飲むとよいフラワーエッセンスを選びましょう。

そして、お風呂に入るときにバスタブにフラワーエッセンスを入れて、さらにお塩やアロマのエッセンシャルオイルでリラックスできる香りも追加して1日の疲れを取ってみてください。

食事も栄養のバランスや、消化のよいものを心がけましょう。また、消化に負担がかかる食べ物を食べたときには、消化酵素のサプリなどを取ったり、忙しいときは一時的にビタミンやミネラルなどのサプリも補助してみてください。

また、そのようなときにパソコンやスマホを夜遅くまで開いていないように注意しましょう。

# 3　職場の上司や仲間との付き合い方

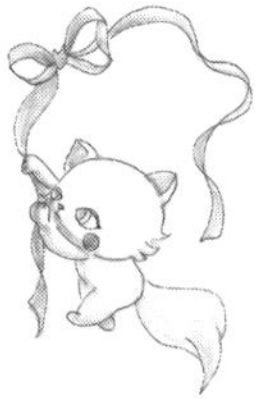

♡まずは、自分自身の家庭環境を振り返ってみよう

例えば、幼い頃に両親が感情的で喧嘩が耐えない家庭で育った子供が居たとしましょう。すると、子供はその状況から逃げるために、自分の部屋の隅で耳を塞ぎ、目を閉じてその場から逃避をしたとします。

その経験は、その子の脳の大脳辺縁系にインプットされます。

そして、その子が大人になって、社会に出たときや恋人ができたときに、両親のように声を荒げて感情的になる人に対して、子供のときと同じような反応をしてしまうかもしれません。

そして、恋人に対しても感情的になる恋人に恐怖や怒りを感じて引いてしまい、理由も告げずに連絡を断ったりしてしまう。

また、恐怖から部屋に引きこもり会社に行くことができなくなったりすることもあるかも知れません。

反対に、その子は成長すると両親と喧嘩ばかりするようになり、親と同じように感情的になり社会に出てからは上司や部下に文句を言ったりするようになるかもしれません。

社会人になってもすぐ感情的になってしまうのであれば、このままでは、他人と仲良くなる機会や、自分の取り組む課題に向き合わないことで成長するチャンスを逃してしまっています。

## ♡難しい関係も違った視点で見てみよう

ホ・オポノポノで有名なイハレアカラ・ヒューレン博士が著書の中で、何か問題を起こしてくれる人、運んでくれる人は、私達がその問題をクリーニングするための機会をわざわざ与えにきてくれるありがたい人達と言っています。

「自分の中の潜在意識に何があり、この現象を生み出しているのか？」と自分を探求し自分自身をクリーニングしなさいと言っています。

誰もが、なんらかの課題を持っているものです。そして、問題が起こるような人と巡り会ったときは、お互いにとってその課題をやっていくのに最適であり、それで巡り会っているとヒューレン博士の言うように考えてみましょう。

そして、今それに取り組むのに最適な時期で、その課題が目の前に起こっている。だからこそ、取り組むとき。つまり逃げていてもずっと同じ課題がついてきます。

一歩上った視点で見ると、もう子供のときのように何が起こっていても、何もできない、言えないわけでもありません。今の自分は自分で選択、行動することができることを思い出せるでしょう。

今はもうそれを超えることもでき、あの頃のようではなく安全に、自分自身で自分も守ってあげられます。

## ♡エッセンスを飲んでいると起こる変化

例えば、感情的に怒っている上司を見て、ここは大切なポイントなのだろう。そのことを伝えたいだけだろう。と思っている人は、上司を見るときに偏見がなく、それは上司にも伝わり良好な関係が築けるでしょう。

また、感情的な上司にわだかまりが取れて接することができるようにやっとなれたと思うと、上司が転勤になるケースがあります。このようなときには自分のテーマが無事終了したというサインにも取れます。

すると、また同じような人と一緒に仕事をすることになっても不思議と上手くやっていけます。

ずっと同じようなタイプの人が苦手な人は、自分が両親とのトラウマを解消することに取り組むフラワーエッセンスを飲んでみるといいでしょう。

そして、家系のよくない影響を受けない、自分が繰り返すパターンは何か考えて、それでフラワーエッセンスを選んでもいいでしょう。

いくら上司の接し方が納得できないとしても「相手の悪いところ」ではなく「自分が改善するとよいところ」に気づけたと新しい視点で見るようにしてみてください。つまり、相手は変えられないからです。変えられるのは自分自身だけです。自分の考え方や、問題が起こったときの自分の反応が以前と変わらない限り問題は解決しません。また、上司に自分の気持ちを伝えるのに、怖くて言えない場合などは、思ったことを冷静に相手に伝えるフラワーエッセンスを飲んでみてください。

## 4　職場でのチームワーク

### ♡職場での苦手な人との関わり

職場で苦手な人が1人もいないという人は珍しいでしょう。

私達は職場では全く違う考えや行動をする人と一緒に仕事をしています。そのときに、理性より感情が先に出てしまうと、仕事を進めることが難しくなります。

例えば、社内で時々「あの人は私に対して失礼だから、もう、あの人とは喋らない」と話をしないという人が出てくることがあります。このようなことが起こると、当の本人達だけでなく、周りの人にも影響を与えてしまいます。

職場に苦手な人がいる場合は、リレーションシップをテーマにしたフラワーエッセンスや抑えた怒りや憤りを解消する物を飲んでみましょう。

このような場合は、相手側だけでなく、自分も何らかの取り組んだほうがよいテーマを持っているものです。

例えば、いつも気に入らない人ができてしまい、職場を変わるのであれば、自分自身のテーマは他人を批判、判断しないことかもしれません。

また、もっと、色々な考えを取り入れて、自分だけのやり方にこだわらず、枠を広げることかも

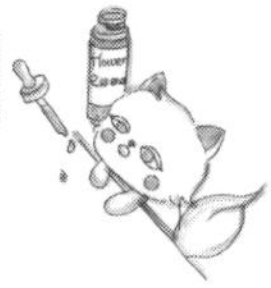

しれません。

そして、苦手な人が自分のトラウマを刺激される相手だからかもしれません。

相手のどんなところに反応しているのか。例えば、相手のものの言い方、態度にイライラするのか。責められていると感じているのか、コントロールされている気がするのか、自分だけ無視されている気がするのかなど考えてみましょう。

そして、例えばコントロールされるのが嫌な人は子供の頃に自分が親が思うように動かないときに、親からコントロールや無視をされることをされた。また、今でもされていないかをチェックしてみてください。つまり、苦手な相手にだけフォーカスしていても根本の問題は解決されません。人間関係の元である両親の関係を癒すことも必要になってきます。

また、その感情が本当に自分の感情か、周りの人の感情を拾ってしまっていないかなどもチェックしてみてください。他人とのバウンダリー（境界線）が弱い人は「他人の持っている感情」の影響を受けているのに、これは「自分の感情」と思っている人もいるからです。

## ♡客観的に見る視点

誰もが、自分の問題は客観的に見にくいものです。

そのようなときに、自分だけで考えないで、カウンセラーや信頼できる人達に起きている問題について話して、意見を聞いてみましょう。

このときに、ただ愚痴を言うだけでは解決策は見出せません。「こんなことが起きている。私は、こう対応しているけれど事態は良くならないから、この問題に対してあなたの意見を聞かせてください。良いアイデアはないですか」と聞いてみてください。

もしかしたら、「あなたはいつも、考え過ぎよ。神経質になりすぎよ」と言われるかもしれません。そのときに、「そんなことない」と抵抗する前に、考えすぎてしまうフラワーエッセンスを試してみてください。

そして、このように、冷静に意見をいってくれる人は、自分に気づきを与えてくれる相手です。

言う側は、これを言ってもこの人は納得しない、反抗するだろうとわかっていても言ってくれているかもしれません。まず一度素直に心を開いて聞いてみましょう。

もし、相手が自分が誤解されることを恐れて本心を言ってくれないとき、聞く側には心地良いことかも知れませんが、問題はいつまでたっても解決しないでしょう。

自分自身が、聞きたくないことを言ってくれる人は実は大切な存在です。

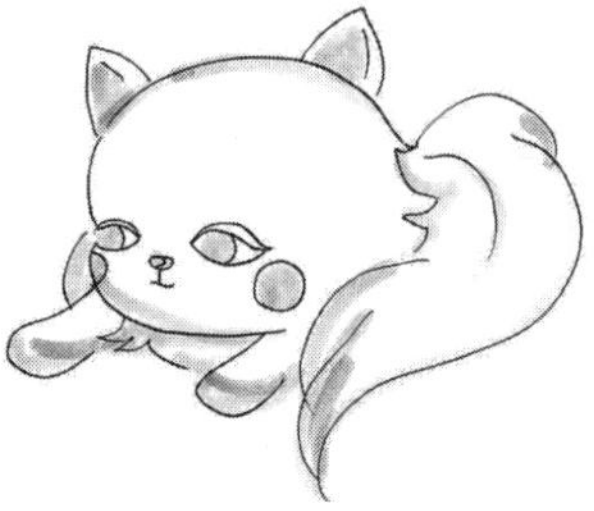

# 第4章　人との付き合いを円滑にするフラワーエッセンス

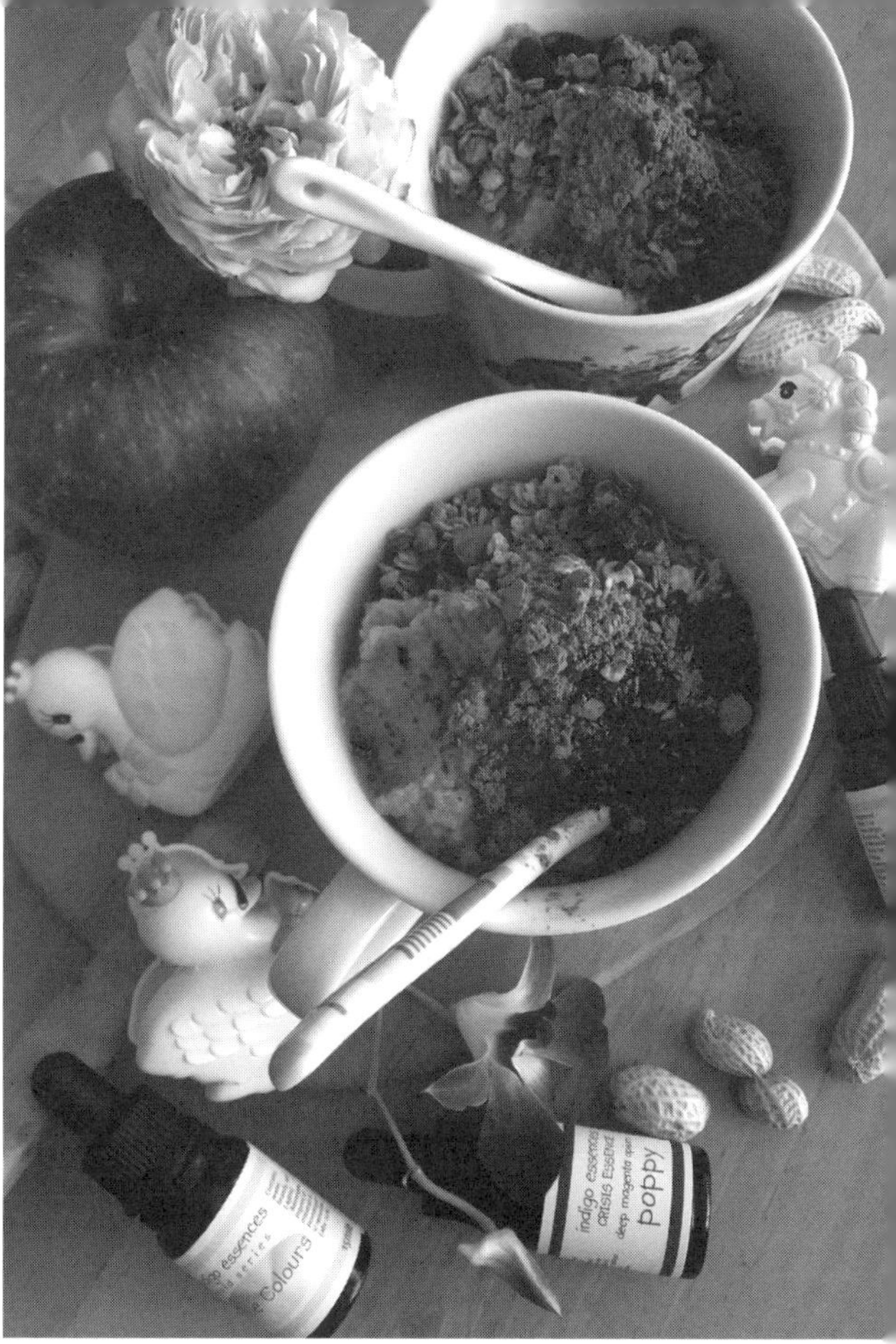


★インディゴエッセンス

# 1　気持ちは相手に伝える

### ♡相手に伝える前に相手の状況を見る

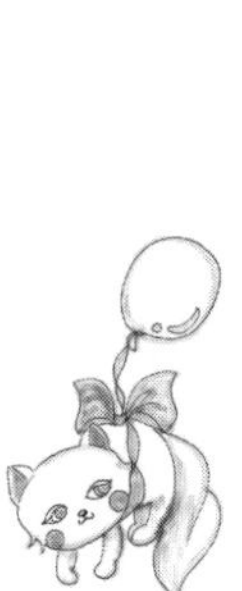

とても忙しいのに、家族が家事の協力をしてくれない。そんなときに怒りや悲しみが出てきたら、相手に伝えても無駄と思わずに、言ってみてください。「私はあなたが掃除を手伝ってくれないから悲しい気持ちになる」そして、手伝って欲しいのであれば、その希望を伝えてください。

例えば、「あなたが掃除を手伝ってくれたら、私の気持ちが和らぐと思う。だから、〇〇の場所を少し手伝ってくれる?」「あなたが忙しいことは十分わかっているけど、私も今やることに圧倒されているの。少しだけ手伝ってくれる?」

また、手伝ってはくれなくても一言だけでも「ありがとう」と言ってもらいたいときにも、それを相手に伝えてみてください。「あなたが、ありがとうと言ってくれたら私、もっと頑張れそう」

それを伝えるのに「なぜ、私からわざわざ掃除をしてと言わなければならないの? そんなことは相手が気づくべきでしょ」とこだわりがあるのなら、まず、「謙虚になる」や「悲しい」「意地悪を言ってしまう」「相手をコントロールしない」「怒りを和らげる」などフラワーエッセンスを飲んでみてください。

何か言っても、相手から思うような反応が得られないかもしれませんが、相手は考える機会にはなります。そして、相手は変えられませんので自分が気分を害さないようにするしかありません。

このときに、相手に伝えるときに感情に任せて言ってしまうと、相手にも感情があるので、より複雑になってしまいます。また、言う前に相手の状況も見てください。相手も余裕がない場合もあります。いつも、自分が投げたエネルギーが戻ってくるものです。もし、喧嘩腰に言ったら相手も喧嘩腰になって言葉を返してくるでしょう。

### ♡不機嫌になるまでやらない

お掃除をしていて、不機嫌になるぐらいなら程よいところで止めて、自分が楽しいことをしてください。「〜しなければならない」と思うことは本当に今したほうがよいのでしょうか？

周りの人は、「そんなに不機嫌になるなら、そんなに一生懸命やらなくてもいいよ」「多少よごれていてもいいから、ゆっくりやってよ」「私は気にならないから、やらなくてもいいよ」「大変なら、お金を払って専門家にまかせたら」と思っているかもしれません。

もし、Ｂさんが、とてもきれい好きで、バランス感覚に優れていたら、物を置く位置にもこだわりがあるでしょう。手伝ってくれる家族があまりそんな小さなことは気にしないのであれば、手伝っても反対にあれこれ不満を言われたりするのがイヤなのかもしれません。

ましてや、Ｂさんの言っている物を置くのにバランス感覚もわからなく困っているのかもしれません。そして、以前、手伝ってもあまり感謝されたと感じられなかった。文句ばかり言われた記憶だけが残っているのかもしれません。

また、家族はBさんが、掃除が好きで、掃除にもこだわりがあると思っているのかもしれません。

## ♡伝えないと相手の気持ちもわからない

例えば、自分が気持ちを相手に投げかけることで、2人の間の誤解が解けるきっかけになることがあります。それで、やっと協力する方向で話ができるかもしれません。

また、伝えても相手からは、自分が思っていたような反応が返ってこないこともあるでしょう。

つまり、あなたの要望を相手が許容できる、できないの範囲があります。

こんなときこそ、再度話し合い、お互いが歩み寄れる地点を見つけてください。

そして、自分だけが、いつも不満を相手にぶつけていないかをチェックしてみてください。

これを長く続けていると、自分が一番望まない結果を引き寄せてしまいます。

いつも感情的になって相手に気持ちをぶつけてしまうし、結局、問題も解決されないまま。

やがて、相手が身を引いてしまうし、自分も諦めてしまう。

この同じ繰り返しを続けていて人間関係にがっかりしていないでしょうか。

このように、どのような問題にも原因は1つだけではなく多くの要因が絡んでいます。

だからこそ、優先順位を決めて1つひとつのテーマに順番に取り組むことをおすすめします。

## ♡自分自身に厳しいのが原因

お正月に向けて大掃除をしなければ主婦として失格と自分自身が思ってしまう。

お掃除も完璧にこなす、いい主婦と認めて欲しいという気持ちがある。

このような感情は、自分自身だけでなく、周りの人も窮屈にしてしまいます。

これでは、本人も家族も家ではリラックスできずに、常に緊張してしまうでしょう。

また、自分がたまに忙しくてできていないと家族から責められていると感じてしまうため、ちょっとしたことで喧嘩腰になったり、反対に自己卑下してしまうことも考えられます。

「完璧」である必要はありません。完璧であるより、多少足りなくても、できなくても、程よい具合、程よい感じを目指しましょう。

このような「余裕」を持つのも自分自身や周りの人が幸せでいられるポイントかもしれません。

そして、他人から「あの人はできない人」と思われたくないという人もいます。

では、誰にそう思われたくないのでしょうか？

そのときにパッと直感的に浮かんだ人と、境界線を引くことや、その人との関係性の癒しをすることが必要です。

そして、もっと年代を遡ってみましょう。過去の経験や体験も振り返ってみてください。

例えば、小学生のときに担任の先生や同級生、親から言われた言葉がトラウマになっていることも考えられます。

## 2　おしゃべりが過ぎるときに

♡バランスが崩れると、相手のことが目に入らなくなる

話出したら会話が止まらない人がいます。そのような人のおしゃべりや愚痴を長い時間聞いた経験はありませんか。一方的なおしゃべりは、聞いている側のエネルギーを奪ってしまいます。

このように、おしゃべりが止まらない人は、現時点では心のバランスが崩れています。

だからこそ、人の時間を気にする余裕がないのです。

このようなタイプの人がフラワーエッセンスでバランスを取り戻し良い状態になると、積極的に人を助ける気のよい人になります。

今、自分自身がおしゃべりが止まらないのであれば、他人のエネルギーを奪っているようなことをしている可能性があります。

これはおしゃべりだけでなく、時間帯を考えないメール、頻繁に送る一方的なメールも同じです。

バッチフラワーレメディーの中に、ヘザーというレメディー（エッセンス）があります。このようなときにバランスを取り戻してくれ有効な物です。

心のバランスが崩れたときに、このような傾向が出る人は注意しましょう。

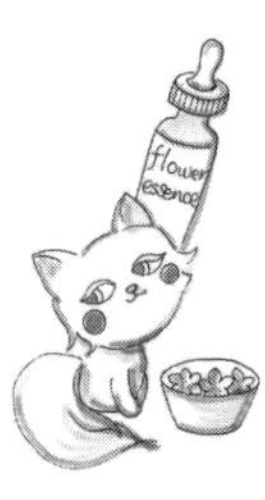

例えば、話をしているときに相手も、うなずいているだけではなく話に積極的かどうか。話出してから時間がどれだけ経ったか気にかけてみるようにしてください。

このレメディー（エッセンス）のキーワードの中に「淋しさ」が含まれています。つまり、自分のことばかりを一方的におしゃべりする人は、淋しさを持っているということです。

おしゃべりはキャッチボールが成り立っているときにお互いを尊重し、楽しい時間を共有することができます。

カウンセリングをしていると、一方的なおしゃべりばかりしている人と会うと疲れてしまい、次に会う約束をしたけれど行くのをためらってしまうと聞きます。

## ♡聞き手側のテーマは

聞いている側は、相手がすっきりするまで、おしゃべりにお付き合いしなければいけないのというとそれは違います。

自分の時間を大切にするために、おしゃべりを聞く時間を区切ることをしてみてください。

そのような人は、おしゃべりをしている人の話を遮ると相手が気分を害さないだろうかと考えます。そして自分の顔色が変わってしまうほどぐったりしてしまい2、3日その影響を受けます。

例えば「お話中に大変失礼ですが、この後用事がありますので、あと5分程したら失礼します」と言ってみましょう。すると相手も、思っていたより時間が経っていることに気づき、話を切り上げてくれるかもしれません。

特に用事はないのに、嘘をつくのはイヤだと思うのではなく、自分がやりたいことに時間を使うのも用事です。相手に思いやりを持ってお断りしてみてください。そして、自分がやりたいことに時間を使ってください。

また、他人の悪口を聞くときは自分の中にも、愚痴や悪口を言っていた相手と同じような気持ちを持っていないか確認してください。

自分自身が気づいてはいないけれど、潜在意識では同じように不満を持っているかもしれません。

これは同じ波動を持った者同士が引き合うという視点からの考えです。

心当たりのある人はＰＨＩエッセンスやヒマラヤンフラワーエンハンサーズの、きのこエッセンスを試してみてください。きのこエッセンスは潜在意識のレベルに効果があるので何か気づきがあるかもしれません。

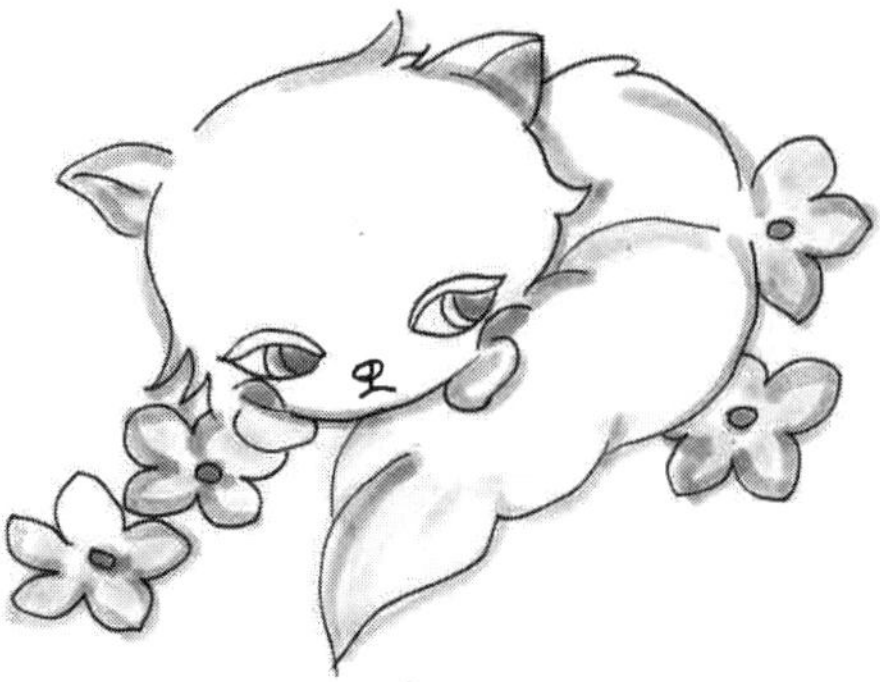

## 3　自己表現を怖がらない

### ♡集団意識からの影響を受けている

自己表現をするときに、私達は集団意識からの影響を受けます。この影響は家族・会社・属するグループ・地域・国レベルにまで及びます。

今の自分がした選択は心から望んだ選択でしょうか？　他の影響を強く受けていないでしょうか。

多くの人は周りの人達と、同じでないと愛されない。否定される。生き残れないという思いを潜在的に持っています。

### ♡自分が望む選択でなく、他人の視点にたった選択をしていませんか

例えば、恋人を選ぶときに両親の考え方や、兄弟姉妹、友人の一言が大きく影響していませんか。

「あの人が好きだけど、自分の母親とは絶対考え方が合わない。だから結婚は無理」

「私はAさんが好き。だけど、どうせ家族に反対される。それなら最初から家族が認めてくれる、条件のいいBさんを選べばいい。そして、友人にも自慢できるし。迷ったけれど、Bさんとお付き合いすることにしょう」また、「職場では、自分の意見をいうと社内の人から反感をかったり、変わっ

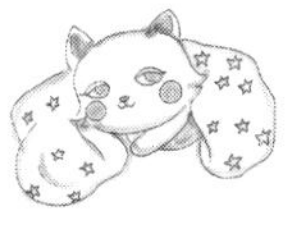

た人と見られるから、多数側に従うほうが無難」

「今、TVや雑誌では○○のバッグが流行と言っていたから、それを買いにいこう」

「本当は、花柄の洋服を着たいけれど、私の周りは誰も着ていないし、周りの人に笑われそう。なるべく目立たないようにしたほうがいい」

このように、本来の自分らしくあるより、目立ちすぎずに周りの人達と同じでいよう。

また、周りから、自分に求められているイメージや期待も裏切らないようにしたい。

そして、自分がこのような外側からの影響を受けて、色々な選択をしていることにすら気づいてない人達もいます。

「周りの人と同じ人生。自分の望む人生」自分はどちらを望んでいるのでしょうか?

### ♡ 集団意識から解放される

周りから見ると、とても自由に行動している人でも、キネシオロジーテストをしてみると、集団意識の影響を受けています。そして、それから自由になるフラワーエッセンスを必要としていることがあります。

多くの日本人は、海外の人に比べて 個性的であることよりも集団の中でまだまだ調和を優先します。日本人にはそのような心が良くも悪くも潜在的に残っています。その影響で、自分の個性を表現しにくい人もいるかもしれません。

集団意識からの影響を受けにくくするフラワーエッセンスは、私達日本人は一度は飲んだほうがいいかもしれません。また、年を重ねると病気になるという考えも集団意識の枠の1つです。ぜひ、ブッシュフラワーエッセンスのマダガスカルエッセンスを試してください。

このような集団意識の持っている影響からも自由になると、年を重ねるネガティブな考えからも自由になれるでしょう。

## 4　オープンでいること

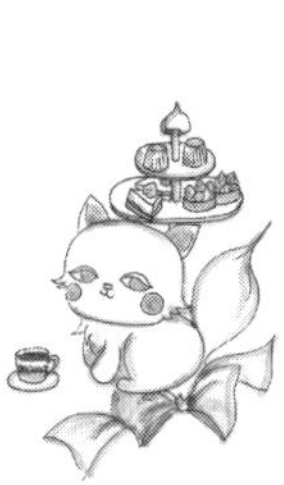

### ♡ハートはオープンでいよう

他人から自分とは違う考えを聞いたときにも、まずオープンな態度でいましょう。そして、自分の基準で判断をしないで、まず受け入れてみましょう。そうでなければ革新的なアイデア、新しく何かを生み出すきっかけ、気づきも得られません。

固定観念があると、最初の時点で聞き入れない選択をしてしまいます。しかし、これでは自分で自分の世界を狭くしてしまいます。

まず色々な意見を尊重し、判断なく素直にただ聞いていると、自分の周りにたくさんのよいアイデアや情報が集まってきます。

もし、そのときに自分はまだその意見を受け入れられないならそれでいいのです。

ただ、オープンであることが大切なのです。

すると、今はそれらを受け入れられなくても、将来自分のほうが変化して、すっと受け入れられるときがくることもあります。常に自分も周りも変化しています。

## ♡オープンになって聞けないのは

誰かが新しいアイデアを出したときに、話を聞く前から抵抗があるときは、内容よりも話している その人が苦手ということもあるでしょう。

私達は好意的に思っている人の意見やアドバイスは、すぐ取り入れ、素直に聞けるものです。

例えば、好意的な人から「今日の服の色は君には似合わないな」と言われたら、「そうですか？じゃあ、私には何色が似合うと思いますか？」と聞けるかもしれません。

「君は色白だから、柔らかい色が似合うよ」と言われたら「色白と言われた」褒められた記憶しか残らないかもしれません。

しかし、自分が苦手な人から言われたら「なんて失礼な人なの。自分の趣味を押し付けてほしくないな」と、このときとばかりに、今まで言いたかったことも含め言い返すかもしれません。

このように、最初から自分自身が相手を好意的にみているか、そうでないかで同じ言葉も受け取り方が変わってきます。苦手な人との関係も、最初から心を閉ざしていると学びの機会を逃しかねません。

また、相手に対する苦手意識はどこから来るのか考えてみてください。相手への嫉妬や怒りか、昔、嫌いだった同僚と同じタイプの人だからなのか。理由は何かあるはずです。その理由が1つかもしれませんし、複数あるかもしれません。

そして、苦手な人が家族の中の誰かに似てないか、また親の苦手な部分でないか一度考えてみてください。

そのような場合は、親との問題がまだ未解決のままということです。親との未解決の問題、それを他人との関係で再現していることがよくあります。

もし、苦手な人が女性なら自分の母親との関係、男性なら、自分の父親との関係を見直してください。それが父親なのか母親なのかがわかれば、そのどちらかの関係を癒すのに特化したフラワーエッセンスがあります。

苦手な人の、どこの部分に苦手意識を持つかを分析できたら、自分が取り組む課題や飲むフラワーエッセンスもわかってきます。その元が、家庭環境や親だったりする場合は多いものです。

また、インナーチャイルドを癒す、イブニングプリムローズなどのフラワーエッセンスも試してください。古いコミュニケーションは、他人を批判したり不誠実で嘘をついたり、気にいらないから口を聞かない、無視をしたりすることです。しかし、新しいコミュニケーションは素直に本音で話し、お互いを尊重し妥協点をみつけます。そして、自由で各自が責任を持ちお互いに感謝の気持ちがあります。このような新しいコミュニケーションを目指しましょう。

○インディゴエッセンス

## クリスタルシリーズ

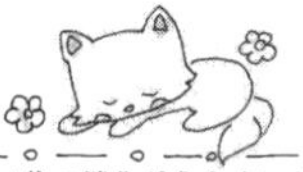

| | |
|---|---|
| ★ドラゴンブラッド | 気力のない時に。食べ物の消化がうまくいかない時にエネルギーレベルでサポート。疲れたヒーラーやカウンセラーに。<br>第一チャクラに効果。 |
| ★イン ザ リフト | グラウディング。ぼんやりしている。眠る事に敏感な人。<br>肉体に入りきっていない人。 |
| ★バブル | 電磁波に。その他のストレス。<br>狭い部屋にいると他人とオーラがぶつかり心地よくない人に。 |
| ★ソフトウェア | 他者の思考に圧倒されたり、テレビの影響を受けない。<br>自分軸が保てるように。 |
| ★スムージー | 他者のエネルギーに無防備な人。<br>敏感さのスイッチをオン、オフできる。オーラ 層を厚くする。 |
| ★アイム イン ヘブン | 人生に嫌気がして人生を変えたいときに。幸福の中に。不快、苦労を選ばない。落ち込んだときに。<br>一瞬一瞬の選択が現実にどれだけ影響を与えているか気づく。 |
| ★イージー | 楽に。天国のような。苦労はない。自由。<br>病気や治療のときにも感謝し気楽に治療に取り組めるように。 |
| ★イズーネス | センターリング。古いパターンを手放す。頭が真っ白になる人に。<br>仕事ばかりの人に。本当の自分を思い出したいときに。<br>宇宙に入っていくような気持ちになる。<br>他の惑星から来たと思う人をサポート。 |
| ★リブ＆レット リブ | バウンダリー。お互いを干渉しないで共生。<br>不健全な人間関係から離れる。<br>古い争いを手放す。共感力が強すぎる人に。<br>過去のドラマを手放したいときに。 |
| ★セイフ | 安心、安全。保護が必要なとき。プロテクション。心のトラウマに。 |

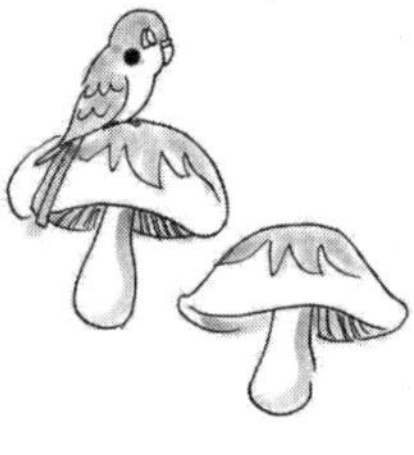

# 第5章　日常生活をハッピーに過ごすための フラワーエッセンス

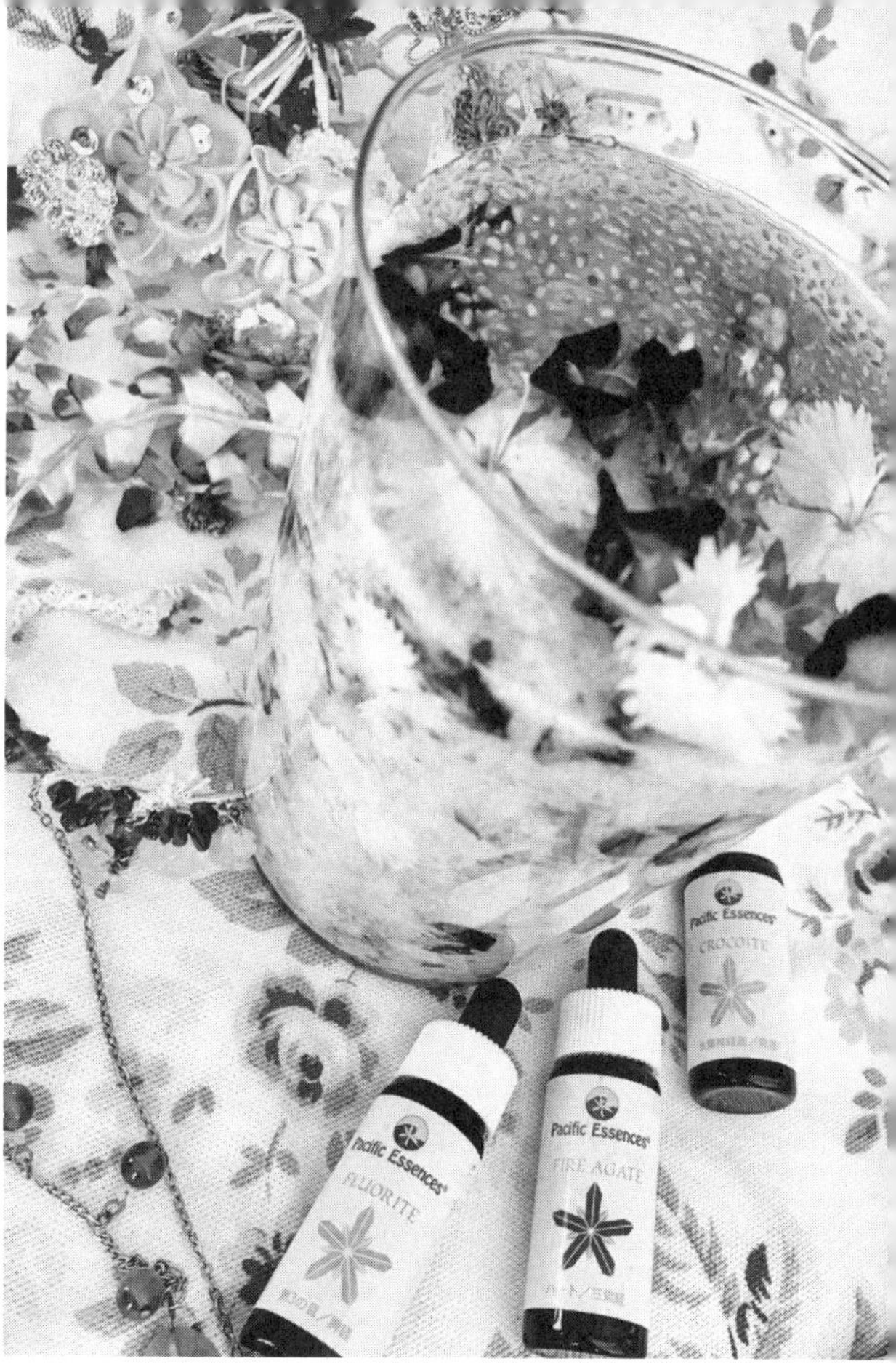


★パシフィックエッセンス

# 1　浄化の方法

♡フラワーエッセンスを使う以外の浄化方法

**火のエレメント【火を使い浄化】**

ハーブのセージの葉や、香木のパロサイトに火をつけて、それらを燃やして煙を使い浄化する方法や、お線香やキャンドルなど焚いて浄化する方法があります。

これは火のエレメントを使った浄化方法です。

**風のエレメント【音を使い浄化】**

クリスタルボール、シンキングボール、音叉、ハーモニーベルを鳴らしたり、それらの録音されたＣＤなどの音で浄化をする方法があります。

シンキングボールの中にフラワーエッセンスを落として鳴らしてもいいでしょう。音の振動と共にフラワーエッセンスの波動が拡がります。終わったらシンキングボールの中に落としたフラワーエッセンスでシンキングボールが変色しないようにしっかり拭き取りましょう。

音を出すものがないときにおすすめの方法があります。マントラやチャンティング、言霊（ことだま）を「言葉」を声に出して浄化する方法です。

(例) ホ・オポノポノ（ごめんなさい。許してください。ありがとう。愛しています）を繰り返し

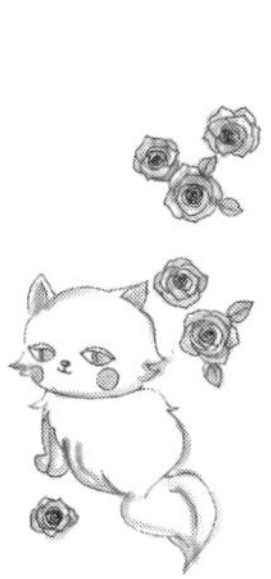

ていうことも風のエレメントを使った浄化方法です。

**風のエレメント【香りを使い浄化】**

場に残る重苦しい空気感の浄化に、スプレーボトルにフラワーエッセンスを数滴入れ、残りは水を入れて浄化スプレーをつくって撒きましょう。そのときに好きな香りのアロマのエッセンシャルオイルを混ぜるのもおすすめです。

もちろん、アロマのエッセンシャルオイルを入れなくてもフラワーエッセンスだけで十分に効果があります。透視能力を使って病人の治療をしたことで有名なエドガー・ケイシー氏は波動を高めるエッセンシャルオイルはラベンダーと述べています。

また、古代からそれぞれの地域で儀式の際に使われている香りがあります。

ネイティブアメリカンが儀式に使っていたセージやジュニパー。

キリストが生まれたときに、東方の三賢人が捧げた1つであるフランキンセンス。

また、日本、インド、アジアなどで使われてきたサンダルウッド（白檀）などです。

ただ、エッセンシャルオイルを使うときは禁避事項がありますので、必ず専門書で確認してください。

また、赤ちゃんや子供やペットがいる際は特にエッセンシャルオイルは使用に注意しましょう。ペットの中でも猫を飼っている人は猫がいる部屋でエッセンシャルオイルを使用しないでください。猫の臓器に負担がかかってしまいます。これらは、風のエレメントを使った浄化方法です。

**風のエレメント【イメージで浄化】**

イメージするのが得意な人は特定の色や光を思い浮かべ、自分の居る部屋にその色や光が拡がるようにイメージしてみてください。

また、自分の周りのオーラに色や光をつけるようにイメージすることもできます。これらの方法も風のエレメントを使った浄化方法です。

**地のエレメント【天然石を使い浄化】**

例えば、自分がどうなりたいか、この空間をどうしたいかなどの意図をしっかり設定して、それに対応した天然石を部屋に置く方法があります。

またアクセサリーのブレスレットやネックレスで天然石を身につけるのもおすすめです。地のエレメントを使った浄化方法です。

**地のエレメント【植物を置いて浄化】**

空気清浄効果のある観葉植物のオリズルラン・サンセベリア・ドラセナフラグランス(幸福の木)・ポトス・アグラオネマなどを、お部屋やカウンセリングルームの人の出入りする場所に置いてみましょう。これは、地のエレメントを使った浄化方法です。

また、お花を使ったセラピーでも有名なロバートリーブス氏によると白薔薇は浄化力が高い花。そして、ブーゲンビリアはプロテクションに良い花と言っています。

これらのお花を目的に応じて、必要な場所に飾ってみましょう。

## 2　しっかりグラウンディングをするには

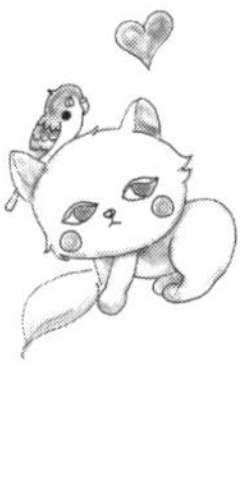

### ♡グラウンディングをするには

カウンセリングをしていると、「グラウンディングすることが苦手」と言う人が多いです。グラウンディングする方法の1つに、自然の中に行って木を抱きしめる。裸足で土、砂、草の上を歩くことは効果があります。

土、砂、草の上を、靴を脱いで足の裏でしっかり地面を感じてみましょう。

また、オイルマッサージを受けてみるのもいいでしょう。

そして、フラワーエッセンスの第1チャクラ対応のエッセンスを飲むこともおすすめです。

もう1つの方法は、第1チャクラ対応のエッセンスを足の裏から、ふくらはぎ辺りまでつけることです。すると、多くの人がしっかり床を感じられるようになった、足が暖かくなったとも聞くことが多いです。センターリングをしたいときには第2チャクラのエッセンスをつけてください。

### ♡グラウディングするのに運動もおすすめ

そして、グラウディングをしっかり感じるのに運動やダンスをするのもいいでしょう。

また、身体を動かすことで、滞っていたエネルギーも動き出します。

そして、運動は気分を変えるのにおすすめです。

鬱ぽかったクライアントさんが「ウォーキングを始めたら頭の中でぐるぐると同じことを考えなくなり、気持ちが自然に切り替わるようになりました」と言っていました。

まず、自分に合った運動を探してみましょう。

ウォーキング、ストレッチ、ダンスなど。そして、ダンスも色々な種類があります。

また、団体でするスポーツ、1人でするスポーツもあります。

身体を積極的に動かすことは、体重が増えることを気にしている人にもいいでしょう。

そして、習い事を始めると人との出会いの楽しみもあります。

1人で気軽に自宅でダンスやストレッチなどのDVDを流し運動するのもおすすめです。

そして、運動は、健康面で良いだけではなく、精神面にも良い効果をもたらし美容効果も得られます。

♡**美容のためにも運動しょう**

さらに、女性にとって良いことは運動することで、リンパ液が動き老廃物が流れやすくなり免疫力がアップすることです。老廃物が上手く排出されていないと、腸からまた老廃物が再吸収されてしまい悪循環になります。

なんらかの理由で運動ができない人は、エネルギーレベルでリンパ液が流れやすくなるフラワーエッセンスを飲むだけでも、助けになるでしょう。

その場合、１か月ぐらいは最低でも飲んでください。

また、脇下のリンパ節が痛くなったり、違和感があるようなときには、特に脂肪分や乳製品は控えてください。

リンパ液が上手く流れていないと皮膚にトラブルが出たり、足にむくみが出たり、体臭が気になるようになります。

デスクワークが多かった日やむくみが気になるときは、主要なリンパ節の鎖骨辺り、脇下、太もも付け根辺りなどをゆっくり摩ったり、優しく揉んでみてください。強くはしないでください。

キャリアオイルにフラワーエッセンスを混ぜてつけたり、マッサージすることもおすすめです。

## 3　食べ物とお肌の関係

### ♡お肌のトラブルは食べ物と関係している

顔にできるニキビの場所で、食べ過ぎに気をつける食べ物がわかります。

あご、ほほなどの顔の下のほうにできる場合はチーズやバター類の食べ過ぎです。

額など、顔の上の部分にできる場合は、ケーキやお菓子類の食べ過ぎです。

そして、食べ過ぎることである臓器に負担がかかります。

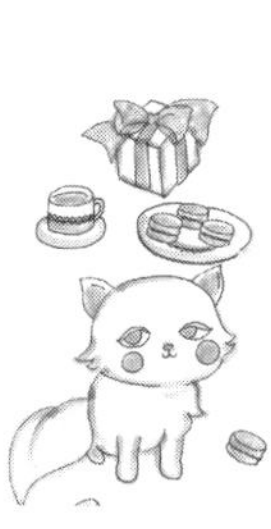

例えば、日々の食事に油、砂糖、お酒が多いと胸、肺、心臓にトラブルが起きやすくなります。

また、バター、動物性の脂や肉、卵が多いと子宮、卵巣 前立腺のトラブルが起きやすといわれています。

バッチフラワーレメディーの開発者、バッチ博士は腸内毒性の生産量を減らすために手を加えない食物、果実、ナッツ、シリアル、野菜を取るように提案しています。

食べ物を波動の面からだけでいうと、一般的には生きている食べ物。つまり、野菜、果物、発芽している穀物は高い波動です。

反対に、冷凍品、乾燥品、加熱品、砂糖、着色料、保存料は波動面からだけ見ると低い波動です。

## ♡砂糖は控えめに

そして、女性なら肌の悩みで、気になることの1つに、しみ そばかすがあります。

これも、砂糖の過剰な分を身体から出そうとしているサインです。

たとえ少しだけでも、毎日、砂糖を継続して食べ続けているとできやすいでしょう。

ほくろも同様です。

また、砂糖はビタミンBを大量に消費すると言われます。肌荒れ、ニキビ、口内炎ができているときは控えてみてください。

お肌を美しく保つ対策の1つに、自宅では、なるべく白糖、グラニュー糖ではなく多糖類の米飴などに切り替えて（自然食品店などにあります）みるのがおすすめです。砂糖を日常的にお料理に使う人は、アカベシロップ、フルーツ、野菜などの甘みをうまく使いましょう（多糖類は米、とうもろこし、ジャガイモです）。

また、甘みは拡がる性質があるので、お肌のたるみを気にしている人は控えたほうがよいでしょう。

そして、人工的に合成した合成甘味料も控えましょう。

また、記憶や集中力を必要とするときも甘い物は控えましょう。

記憶するのには、記憶と関連する腎臓のエネルギーが強いことが大切です。そして、腎臓のエネルギーが弱いと覚えたり、頑張る力が湧いてきません。

何度聞いてもすぐ忘れてしまう人は、砂糖などの甘い物やお酒は控えめにしましょう。

また、風邪をひいたときに、ウイルスがさらに増殖しないように甘い物は控えたほうが治りも早いと言われています。

また、砂糖の入った物を食べてしまう原因である感情レベルを癒すフラワーエッセンスがあります。

ＰＨＩエッセンスのオロバンケです。そのフラワーエッセンスを飲み始めたときに、一時的に以前より砂糖を食べてしまうことがあります。しかし、それもだんだん収まり、甘い物から離れられるようになってくると言われています。

♡しっかり食べたら、出す

生きるということは、「息をはく」ことです。生まれると、おぎゃ～と声を出し、息をはき出します。反対に死ぬときは「息を吸う」ことです。

生きるとはつまり出し切ることです。出すから、入るスペースができるのです。これは、身体でも一緒です。食べた物はしっかり出して、また食べる。しっかり出さないと身体の不調の原因になります。

感情もこれと同じで、出さないと心に不調が起きやすくなるでしょう。

## 4　今、生きているうちに

♡今を生きる大切さ

私達は日常生活で生を意識することはあまりないでしょう。以前、クライアントのCさんがこんな話をしてくれました。

バイト先で、昨晩お話をしていた人が帰ってすぐに亡くなったと、次の日に出勤したときに聞いたそうです。

Cさんはその経験で「自分は過去を忘れられず、過去を生きていた。今を生きる大切さに気づきました」と言っていました。

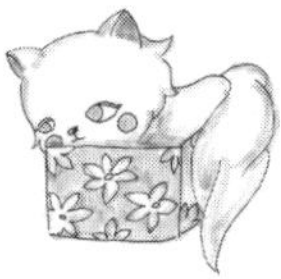

死は誰にでも訪れます。しかし、身近な人やペットの死を体験すると、「死が突然訪れるなんて思いもしなかった」と思うものです。

だからこそ、やはり日々後悔をしたりしないように過ごしたいものです。もし、誰かと長い間わだかまりがあるなら今日、謝りましょう。そして、感謝している人がいれば、今、伝えましょう。死を前にしたら、辛かったことを思い出すより、ありがとうと伝えていないことや、やりたいのに勇気がなくできなかったことを後悔するでしょう。

### ♡いつか、やろうではなく、今、やりたいことをやろう

失敗を怖がっていたら、何も体験できません。私達は肉体を持って、今回の人生を期限付きの時の中で過ごしています。

少し角度を変えてみると、今、悩んでいることも生きていることで感じられるのです。

そう思うと「命あるだけで、それだけで幸せ」です。

だから、実はどんなときも最高に幸せなときしかないのかもしれません。

カウンセリングをしていると「私、仕事を引退したら本を書きたい」「子育てが終わったら主人と旅行にあちこち行きたいです」と聞くことがあります。そう思っているのであれば、今、本を書いているつもりで文章を書いてみましょう。

例えば、ブログなどを発信してもいいでしょう。夫と旅行に行きたいなら、近場でもいいので旅

行気分を味わうために、お弁当でも持ってピクニックに出かけてみましょう。やりたいことを先延ばしにしないでください。「いつか」は「あるか」「ないか」はわかりませんが、確かなのは「今この瞬間」だけです。

しかし、だからと言って、年を取ってからの楽しみを持たないでと言っているのではありません。それはそれで夢を持ちながら、同時に今、このときを楽しむのです。まず今から始めてください。楽しいことを先延ばしにしないで、日々の生活の中に小さな幸せを取り入れてください。

後悔をしないためにも命がある今を楽しんでください。みんなそれぞれ、肉体に宿っていられる命の時間があります。

そして、宝物は探さなくても、いつも目の前にあります。

神様は優しいので宝物を遠くに探したりしたりしなくていいように側にセッティングをしてくれます。

なくなったときに宝物だったと　気づく前に自分の身近な人との関係を大切にしましょう。

今、同じ時間で生きている家族やパートナー、友人、ペットとの時間を大切にしてください。

また、楽しむことを先延ばしにする原因の1つに潜在意識では「楽しんではいけない」という信念を持っていることがあります。

両親が楽しむことを制限しているのを見て育つと子供はそのような信念を持ちやすくなります。

# 第6章　夢を叶えるためのフラワーエッセンス

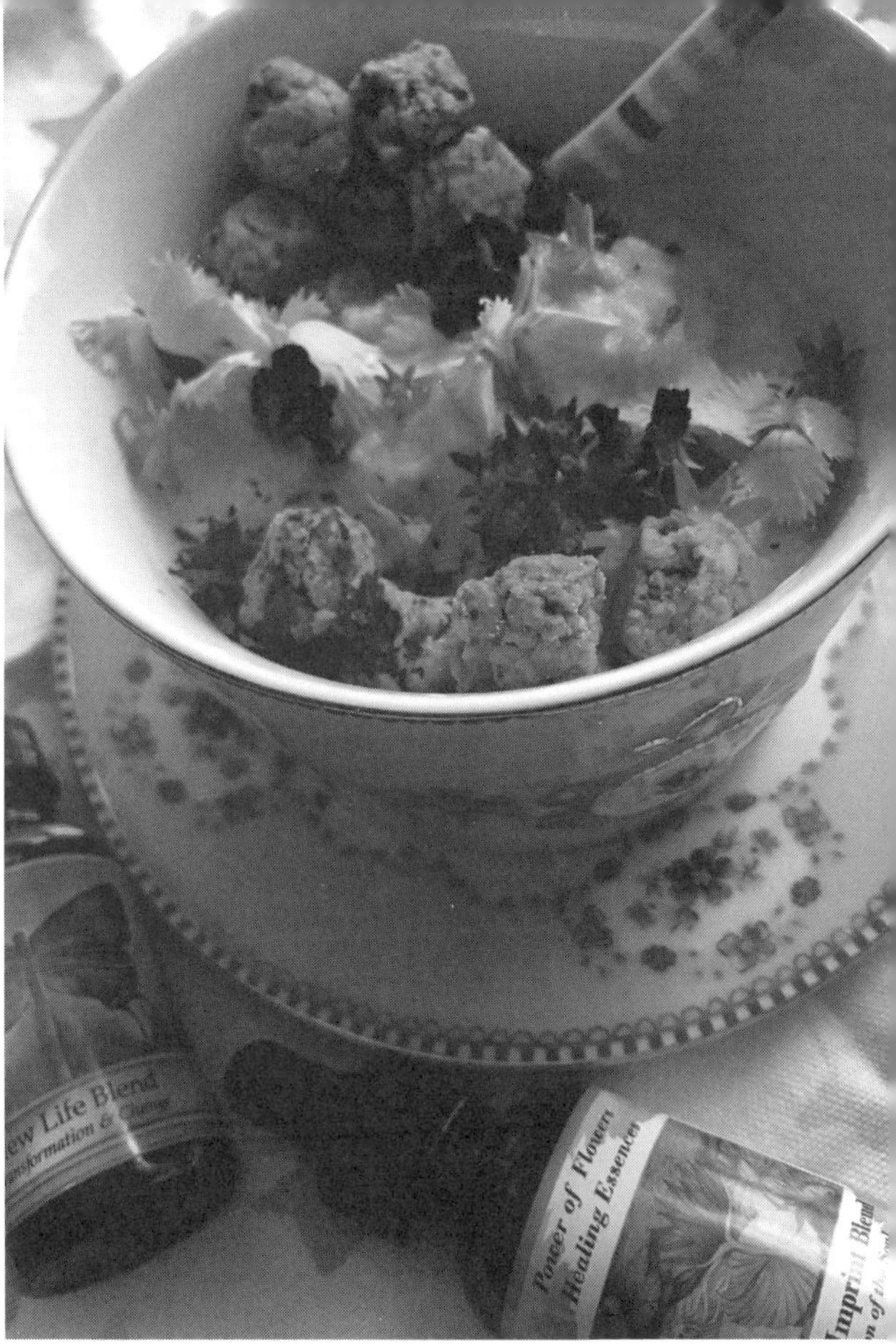


★パワーオブフラワーヒーリングエッセンス

## 1　夢を叶えるためには必ずリクエストする

♡夢を明確にする

夢があるなら、自分はこんな生活、こんな彼氏、こんな車、こんな仕事を望んでいると想いのままリクエストを上げ書き出してみましょう。自分は学歴がないから、家柄がよくないからこんなことは望めないと思ったり、書いたからといって「叶うかな?」などと心配しないでください。

しかし、それを書いたからといっても今までと同じように考え、行動を変えなければ願いは叶いません。

そして、前回と違う方法も試してみてください。また、始める前から自分にダメ出しばかりしていたら何かをする前にやる気をなくしてしまいます。

例えばダイエットをすると決めたら「私はもっとスレンダーになりたい!」「あのワンピースを素敵に着こなしてデートに行く!」とまず思うことが第1です。つまり、どうなりたいかが決まっていないと第1歩さえ進めません。

そして、次に、行動が必要です。

スレンダーなボディを望んでいる人には、フラワーエッセンスの中にダイエットをするときにサポートしてくれるものがあります。

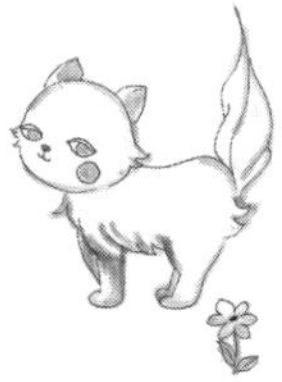

しかし、それを飲むだけで生活態度、食事内容を変えず、運動もしないで理想のボディは手に入りません。

今までと全く同じパターンではなく、少しでも新しい行動を始め、ある程度の期間継続することが大切です。

また、ダイエットで失敗を繰り返す人は、顕在意識では痩せたいと思っていても、潜在意識では太っていたほうがいいと思っていることも少なくありません。

そして、感情レベルを癒すことで食べる量や、甘い物を食べなくなったと聞くこともよくあります。

同じダイエットがテーマでも、それぞれ食べ過ぎてしまう理由が違うので原因を的確に調べることが大切です。そして、食べてしまう原因が1つとは限りません。

その場合は優先順位を調べて1つひとつ順番にフラワーエッセンスを飲んでいくことが必要です。

## 2　夢を叶えたい

### ♡具体的に考える

夢を叶えたいときには叶えたい夢を自分の中でしっかり明確にしましょう。

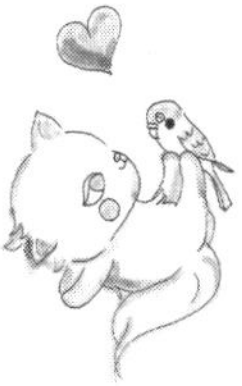

♡**チェックしてみよう**

①夢を叶えるのに、どうして、その夢を叶える必要があるのか？
②夢を叶えるまでの金銭的なことは大丈夫だろうか？
今、どれだけの資金を持っていて、どれだけをすぐ投入できるのか？
③夢を叶えるための、ある程度の時間がとれるのか？
月にしたら、週にしたら、実際仕事をしながらどれだけ夢を叶えるのに時間を費やせるのか？
④夢を叶えるのに周りに理解者、応援者、仲間がいるのか、いないのか？
⑤夢を叶えるために、自分から情報源を欲しいと周りに発信しているのか？
周りには頼らないのか？
⑥今の時点で、夢を叶える行動をしているのか？
行動していないのであれば、いつからするのか？
⑦夢を叶えるのに、自分の中で不得意なことをサポートしてくれる人がいるのか？
いないのであれば、1人でやっていくのか？　または、お金を支払って、お手伝いをしてくれる人を探すのか？　これらに明確に答えられますか？

まず、自分の中で何を質問されても答えられるように、しっかりそれらがイメージができていることが大切です。

あとは、夢のことを考えると心がワクワクするほうの選択を続けていってください。

## ♡夢も時々見直し、具体的に修正する

夢を叶えたいというのであれば夢をマインドマップや、箇条書きにして書き出して、すでにその夢を叶えている信頼できる人に見てもらってもいいでしょう。

自分に何が足りない部分か、見えていない部分がないかアドバイスをもらうことは大切です。

そして、夢を叶えるには行動を継続し、時々違った方向に進んでいないかをチェックし、軌道修正することも必要です。

実際に夢に向かって行動していても、必要ないことに時間をかけたり、必要なことを後回しにしてることなど、気づくことが沢山あります。

また、夢を叶えることに他人から反対されてくじけてしまうのであれば、それはほんとに叶えたい夢ではないのかもしれません。

本当の気持ちは「夢を叶えることなのか？」ともう一度、自分の心と向き合ってみてください。

それから、自分の素直な気持ちに気づくことが大切です。

また、夢を叶えたいときに情報の集め方や、具体的な方法がわからないという人も多いです。

そうであれば、その夢を叶えている人に素直に相談してみるのがいいでしょう。

以前、漫画家志望のクライアントのDさんがカウンセリングに見えました。Dさんは憧れの漫画家さんにコンタクトを取ったら会ってもらえたと言っていました。

このような、情熱と勇気がありますか？

すでに夢を叶えている人は、頑張っている人がよくわかります。

そして、その人が夢を叶えるのに、何が足りないかもわかります。

そのために、アドバイスも的確にしてくれるでしょう。

相談する人を間違えたり、ほとんどの人が「今さら、何を言っているの?」「今それをやるのはライバルも多くて難しいと思うよ」「年を考えなさい」と最初から心配、反対するでしょう。

ここで、小さな芽が枯れてしまうことはよくあります。

このようなときには、小さな夢の芽を自分自身が守ってあげて、ある程度大きくなるまで大切に育てることが必要です。

ある程度すると多少の反対をされても、夢の芽は影響を受けないぐらいになっているでしょう。

最初は、反対をしそうな人には、話さず夢を叶えている人にだけ話すなどの工夫もしてみてください。

また、顕在意識と潜在意識が同じ気持ちであれば、行動も一致するので夢も叶いやすくなります。

なかなか夢が叶わないときは「夢が叶わないで得していること」を紙に思いつくまま書き出してみてください。何かヒントがあるかもしれません。

例えば、「夢を叶えると嫉妬される」では、嫉妬されてどんな気持ちになるのか?「嫉妬は怖い」では「誰からの嫉妬が一番怖いのか」と問いを深めてみてください。そして、原因がわかれば、それに対応するフラワーエッセンスを飲んでみてください。

# 3　夢の育て方

### ♡植物の成長と夢の育て方

夢の育て方は、植物を育てるような作業です。植物にはお水を定期的にあげないといけません。太陽の光も必要です。例えば、ここであげている「お水や太陽」は私の夢を叶えるのに必要な「情熱やモチベーション」であったり「勉強や知識」かもしれません。

植物にはそれだけではなく、時々「集中的に肥料」（栄養）をあげることも必要でしょう。これは勉強するために特別に追加の「自己投資」することと似ています。しかし、何事も適量があります。過剰になると反対に「植物」にも「夢を叶える自分」にも負担になります。

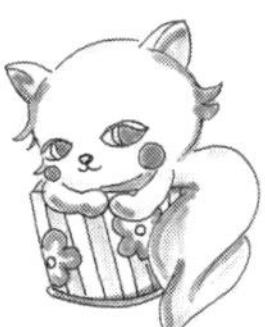

### ♡経験の大切さ

例えば、日本で育つ植物の成長で考えてみましょう。日本には四季があります。植物にとっては季節を1つ超えるごとに「四季を経験」することになります。

これを、自分に置き換えれば1度、春を経験したら、次の春も何をしたらよいか予想ができます。そして、春を超えると、また1つ「春の経験」を積むことができます。

すでに昨年から家にある植物と、同じ種類の買ってきたばかりの植物があるとします。

すると、その2つの植物を一緒に置いて置くと、環境が少し過酷になると買ってきたばかりの植物のほうだけが枯れてしまうことがあります。

例えば、私ごとですが、こんなことがありました。昨年の猛暑を超したことがある植物は枯れずに今年も対応していましたが、初めての猛暑を経験した植物は枯れてしまったのです。

### ♡夢も植物も世話をすることが大切

植物が成長をする過程で害虫がついて、植物の生命力が弱ってしまうことがあります。これも早めに気づいてお手入れしてあげると、なんとか危機を乗り越えられます。

そして、そのような後には植物は一時、お花を咲かせないことがあります。

まるで、植物は「植物全体」のことを考えて体力を温存させることに専念しているかのようです。

しかし、少し対応が遅すぎたときは、植物自身に再生する力が残っていなくて枯れてしまうこともあります。

これを、私達に置き換えると、夢を叶える過程で、忙しくなってきたときに、身体を大切にすることを後回しにすることと重ならないでしょうか。長く夢を継続するのに健康は大切です。だからこそ、たくさん働いた後には休養が大切です。

また、植物の成長に合わせて、鉢を大きくする選択も時期をみる必要があります。鉢の入れ替えも季節（春）に合わせると植物に負担がかかりにくいものです。

例えば、夢を、もう少しステップアップしていこうというときは、時期も的確に定めないといけません。

そして、植物をどこに植えるかで、成長も違うでしょう。環境も大切で植物を電磁波の強い影響を受ける場所に置けば、植物はそれを避けようとして成長していきます。しかし、電磁波の影響が強すぎると、気がついたときには重い病気を抱えることにもなります。これは人間も同じです。

夢を叶えるのに、長く過ごす空間を整えるのも必要です。

また、パートナーや家族と過ごす時間が少なくなってきたらその時間をよい方向に見直すことも大切です。

夢は叶ったけれど、夢中になりすぎて、パートナーが淋しさを感じて離れてしまう。

また、夢を叶えるまでの発展途中に相手から別れ話を切り出されるということも多くの人達によく起きやすいことです。何が一番大切かは誰もが自分の心に聞けばわかります。支えてくれた人達を大切にしてください。

### ♡夢が育つ

夢が大きくなったら、まるで植物がお花を開いたように喜びがあなたの中に広がるでしょう。

しかし、次の段階は次世代のことを考える必要があるでしょう。

多くの植物は昆虫に手伝ってもらい花粉をつけてもらって次の世代のために種を宿します。

私達であれば、自分の夢が、次に引き継がれることも考えることが大切です。

そして、あなたの夢は様々な場所に広がり、そこで育っていくでしょう。

## ♡お花のように一生をかけて夢を叶える

時に植物が経験するトラブルや辛い経験や環境も、そのときに、私達がどれだけ早く的確に、サポートできるかで変わってきます。

遅いと植物が大きなダメージを受けて、回復が遅くなったり、手遅れになってしまいます。

また、環境が少々悪くても道端などに咲いているお花を見かけることがあります。

植物はお花を咲かせるという最高の喜びの瞬間に向かい育っていきます。そして、枯れるときがくるまで生命を全うします。

スピリチャルの視点から見ると、それには、目に見えない妖精達、自然界の存在のサポートも入って植物を育てていると言われています。これは、人間で例えたら神様や天使などが、あなたの夢をサポートしたいと思っているのと似ているでしょう。

神様、天使などの存在達は、夢を叶えて、あなた自身が幸せを感じ、お花のように、周りの人たちも幸せにしてくれることを応援してくれるでしょう。

お花のように外の状況に文句を言わずただ、今を生きることに専念する心を自分の中に取り入れてみると、私達の夢をサポートしてくれる目に見えない存在達に近くなります。

そして、それが夢が叶いやすい要素の１つになるでしょう。

## ♡自分らしいお花を咲かせよう

植物の成長していく様子を見ていると、私達は「他人を変えるのではなく自分を変えること」を学べます。植物は、その環境が悪ければ、自分が幹や茎や枝葉を曲げて成長していきます。私達もそのようにしていると、どこかであなたの頑張っている姿を発見してくれる人が出てきて、あなたを応援してくれるようになるでしょう。

植物であればよい場所に植え替えてくれる人がいるのと同じです。

自分の中のお花を育てることができるのは自分自身だけです。

夢を叶えるためには、日々それに向かい、地道な行動が必要です。そして、その途中で嫌な思いもするかもしれません。しかし、諦めないことは夢を叶える第１歩です。

自分の夢が、多くの人を喜ばせたり、お役に立つことであれば夢は必ず叶うでしょう。「自我の欲求を超えている思いは叶いやすい」のです。

そして、夢を叶えた後も、今までのように地味な行動も続けていくことになります。つまり、夢を叶えるまでも、叶えてからも同じことを続けていくのです。また、夢を叶えるまでも、叶えてからも嫌な気持ちと楽しい気持ちの両方を経験するでしょう。このどちらにフォーカスするかは自分で決めることができるのです。

## 4 何かを達成するには自分自身を信頼して取り組む

♡気軽に取り組む

何か決めて継続しようと思っていても、途中でくじけてしまうことがあります。

しかし、そのくじけてしまうことも含めて達成までのプロセスの一部です。

そんなときこそあまり自分を責めたりしないで、フラワーエッセンスを飲んでみてください。

そして、達成までの道のりが大変でも、そのプロセスを楽しむつもりでいてください。

また、他人が自分より先に何かを達成しても落ち込んだり、嫉妬をしたり、羨ましがってやる気を失わないでください。

心をオープンにしてネガティブな感情の影響を受けずに楽しく行動を続けていれば、自分も取り組んでいることを達成することができるようになるでしょう。

自分が上手くいっていないときでも、上手くいった人を祝福してあげることが大切です。

すると、自分が達成できたときに一緒に喜んでくれる人がいるでしょう。

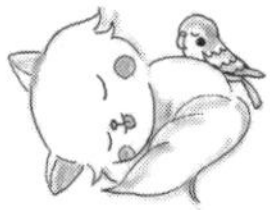

♡問題点に向き合う

問題が起きたときに、見ないふりをしたり、言い訳をしていませんか？

そして、それを乗り越えようと思うより、簡単な道を選択をしていないでしょうか？

よく、私達は物事が上手くいかなくなると、環境や他人のせいにしてしまいます。

しかし、自分自身の問題を見ないことで、いずれまた同じ問題が時を経て浮上してきます。

そして、そのときは前よりも問題が複雑になっていることが多いものです。そのために、小さなうちに問題に向き合うことが大切です。

このときに、どう行動するかが大切になります。

例え、結果は惨敗であったとしても、その時点で考えチャレンジした場合と何も行動しなかったときと同じ結果でも体験することが全然違います。行動しての失敗だったら次の対策もできます。

そして、１歩は進んだことになります。行動したことで、エネルギーが動き、次の変化が自然とやってきます。

しかし、最初から問題に向き合わない選択をしたほうがよいこともあります。

それは、「他人の問題のときです」つまり、他人の問題で自分が悩んでいるときです。

他人の問題は他人に任せましょう。そして、自分は自分のそのとき持っているテーマに取り組みましょう。

自分の人生を信頼できるようになってくると、他人の人生も信頼できるようになってきます。

他人がどんなに大変に見えても、それを乗り越えられると信頼できるようになります。

このような考えが最終的にその人にも自分自身にも良い結果となります。

## 5　豊かさを受け取ること

### ♡あなたの定義する豊かさは

あなたは豊かさと聞いて何を連想しますか？

お金ですか？　大きな家や別荘ですか？　心の安定ですか？　健康ですか？　一緒に人生を生きるパートナーを得ることですか？　それぞれの人が感じる、豊かさは違います。ある人は、物質的なことであったり、ある人は心の充足であったりします。

豊かさのフラワーエッセンスと言えば、パシフィック・エッセンスのサビーナ・ペティット女史の豊かさを受け取る22日間のプログラムが有名です。とても人気のあるプログラムです。

豊かさに対応したフラワーエッセンスを飲みながら自分自身にコミットメントします。

つまり、自分が望む豊かさ設定し、それを受けとれるようにプログラムを22日間行います。

そして、そのプログラムを通じて、まず自分がどんな豊かさを望んでいるか明確にしましょう。

カウンセリングをしていると豊かさのテーマは男性にも人気があります。

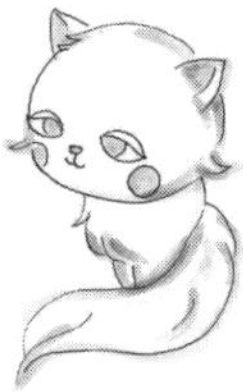

### ♡豊かさを受け取る前に

豊かさを受け取るのに大切なことは、すでに必要がなくなったものを手放すことです。

手放せばその空間に新しい豊さが入ってきます。

ある人にとっては手放すものは、他人への怒りや許しや悲しみかもしれません。

また、ある人は、お金に対する間違った観念であったり、いらなくなった物を整理し、部屋の掃除をすることかもしれません。

例えば、なぜ豊かさを受け取るのに部屋のいらない物の掃除が必要なのでしょうか？

それは、何かを受け取るためには、それを置くスペースが実際に必要なのと同じことです。

色々なフラワーエッセンスのブランドから、豊かさのフラワーエッセンスが出ています。どこのブランドのフラワーエッセンスを飲むにしても、ただ飲むだけではなく、同時に自分の望む豊かさを書き出してみるといいでしょう。

今は叶うとは思えないようなことも、躊躇しないで書いてみてください。

豊かさを受け取るのに、ブロックしているものに気づくかもしれません。例えば、ある人は他人に嫉妬されるのが怖くて豊かさを望むことを止めたかもしれません。

また、自分が幼い頃に一生懸命につくり上げた物がありました。それを弟に一瞬で壊されてしまった経験が何度もありました。

それなのに、母親からお姉ちゃんだから我慢しなさいといつも言われて、それから頑張るのを諦めたかもしれません。

少しの時間を取って私は豊かにならないと決めたブロックを見つけてください。

# 6　行動をストップさせているのはネガティブな会話

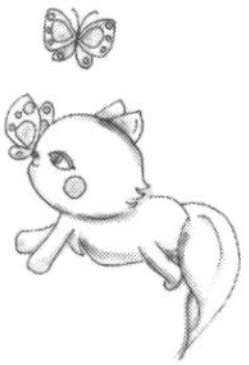

### ♡こんな会話していませんか

こんな会話に慣れていませんか?

家族でテレビ番組を見ていました。その番組ではカッコよくダンスをしている女性が放送されていました。

Aさん　「私もあのダンスに挑戦してみようかな?」

姉　「そんな簡単に踊れるようにならないわよ。この人は才能があったのよ。あなたは昔からリズム感がないじゃない。無理よ」

Aさん　「そうね、彼女は最初からダンスのセンスがあったのね。やっぱり今から覚えるなんて難しいかな」

母　「Aちゃんは小さい頃から飽きっぽくて、何もかもすぐ止めてしまい続けられないからね。ピアノも習いたいと言ったから習わせたけど途中で止めたでしょ。だから、お金の無駄遣いはやめなさい」

Aさん　少しムッとした表情をしながら、心の中ではそんな言い方はしなくていいのにと思いながら、だけど、

父　　「そうだよね～確かにやってみても、また続かないかもしれない」

「あのダンスは、失敗していない良いところだけを編集して放送しているんだよ。Ａは本当に騙されやすいところがあるな」

Ａさん「そうだね、以前放送されていた○○の特集も後から捏造と言っていたしね。また視聴者は騙されているかもね」

弟　　「お姉ちゃん恥ずかしいよ。もう今さらダンスなんて。自分の年を考えてよ」

Ａさん「・・・」

こんな会話が家族の中でなされていませんか？

そして、Ａさんは決心します。

「やっぱり、ダンスなんて止めておこう」

あなたは、この中の誰かと同じようなことを言っていないでしょうか？

また、Ａさんのように言われていませんか？

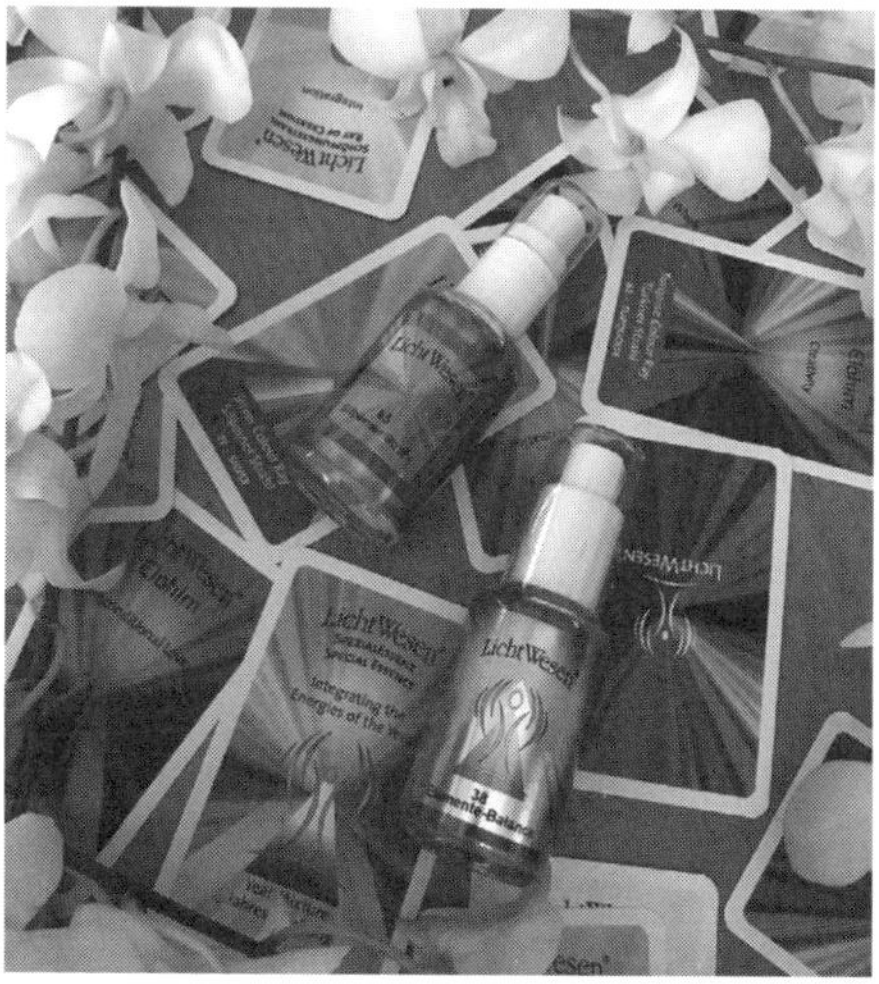

## ♡家族の与える影響

親は子供が安全で遠回りをしない人生を望んでいます。親は、それを愛情と思っているし、親自身が上手くいった考えを子供に伝えます。ネガティブな言葉を使っていても悪気はなく、言葉を意識していないだけです。そして親自身もそのような環境で育ってきたのでしょう。

そして、私達は0～3歳までの間に「私はこんな人」自分がどういう人間かと認識します。

先ほどの例をあげると、幼い頃にAさんが姉と踊っていたら、上手く踊れずにAさんだけ親に笑われたとしましょう。するとAさんは「私はリズム感がない」と思ってしまうでしょう。

しかし、実際は、お姉さんは何度も練習をしていたので上手かっただけかもしれません。

そして、Aさんも練習したらお姉さんのように上手くなったかもしれません。

また、お姉さんも幼かったので親がAさんの踊りを見て笑っていたので「Aさんは踊りが下手」と思ってしまったかもしれません。

Aさんは、もう笑われるのがイヤで、ずっと踊ることをしなかったので、上手くなれずに、今までできたのかもしれません。

もし、日常でこんな会話が家族でなされていたら、お互いに何かに挑戦するにも1歩が踏み出せないでしょう。

家族は言いたいことも気軽に言い合える仲です。しかし、新しいことにチャレンジしないようにお互いにブレーキを掛け合ってしまう関係にもなることがあるので言葉に愛を持ってください。

### ♡ポジティブな言葉を意識する

オーストラリアンブッシュフラワーエッセンスの創始者、イアン・ホワイト氏が、４歳の子供達の会話を２週間録音して後から聞いてみると、半分以上がネガティブなことばかり話していることがわかったという研究結果があると言っていました。

そして、そのような環境の中で、どうやって私達は自分に自信をつけることができるだろうかと言っていました。

つまり言葉を学ぶ最初の時点で、すでにネガティブな発想をし、ネガティブな言葉を使っているということです。

通常は自分の発した言葉がネガティブであるかどうかを自分で自覚することは難しいでしょう。また、いつも会っている仲間がお互いにネガティブなことばかりを会話にしていたらなおさらです。

いつも、自分がよく使っている口癖に気づくことが大切です。

自分のネガティブな口癖は自分自身にブレーキをかけてしまいます。

「だって…」「私には無理」「面倒くさい」「どうせ…に決まっている」「いつもこうなっちゃう」「やるだけ無駄」「そのうちやろう」「時間がない」「あぁ疲れた～」「また、太っちゃった」「なんか老けたかも」「もう年だから」よく使う言葉はありませんでしたか？

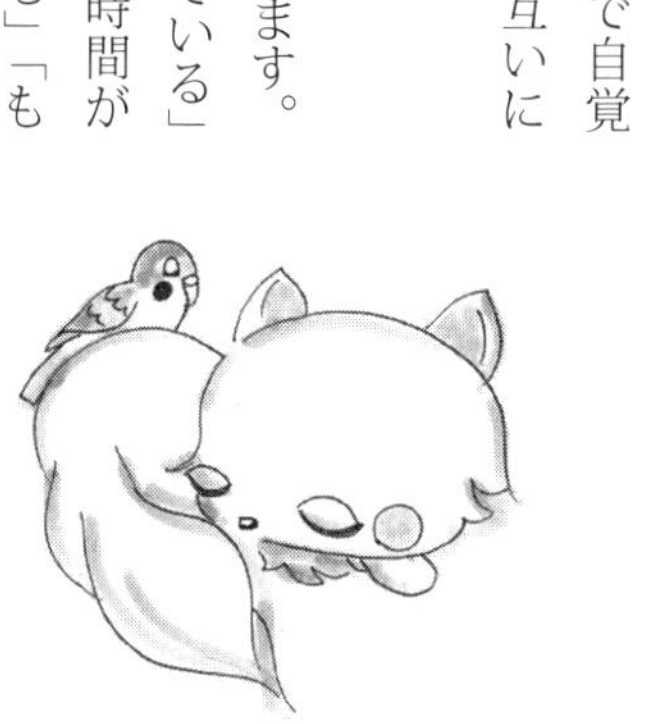

○インディゴエッセンス

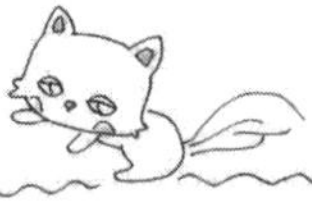

## クライシスエッセンス

| | |
|---|---|
| ★ディープ マジェンタ オピューム | 強烈な恐怖。今生、全過去生で恐れゆえに分離した自己を統合。孤独を感じたときに。 |
| ★オリーブ | 希望。自信を持って新しい意識に移行。この人生の旅を完全にやりとげられるように。母性。子供の面倒を見る能力。 |
| ★サンフラワー | 嵐の中での強さ。太陽のネネルギー。父親との問題に。 |

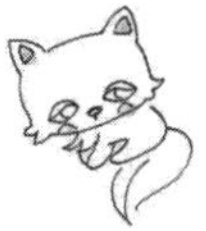

○インディゴエッセンス

## ゴールドシリーズ

| | |
|---|---|
| ★トゥルーカラーズ | 母親のエネルギー。母親との問題に。自分以外の人になろうとしているときに。女性として全段階を受け入れられるように。 |
| ★バブル オブ ラブ | 母親の育みのエネルギーに繋がる。不足、闘い、対立を手放し愛と安らぎを。男女の性別に拘らない。 |
| ★ピース | 平和のエネルギーを放てる事で周囲の人のエネルギー場に前向きな影響を与えられる。 |
| ★グラティチュード | 喜びに集中して感謝する。自分が多次元の存在と知る。波動を上げる。 |
| ★ドリーミング イン ア ニューワールド | 新しい世界に向けての夢をサポート。 |

# 第7章　スピリチュアルな観念とフラワーエッセンス

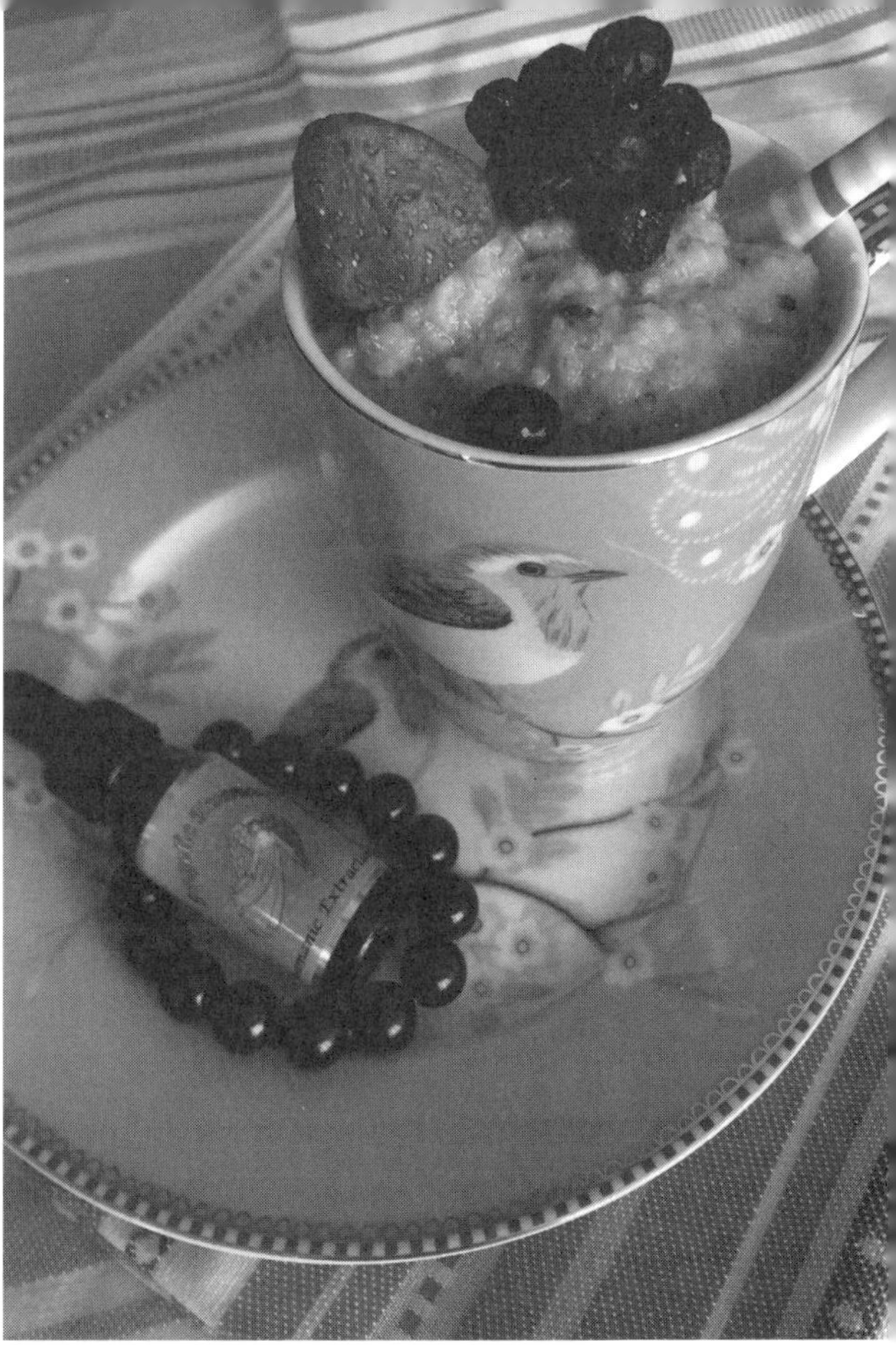

★アンジェリックエッセンス

## 1　言い方次第

以前、尊敬する師匠の1人である人の自宅に遊びに行きました。着いて部屋に通されると奥様が早速、お茶を出してくれました。奥様は、以前お会いしたときに「お料理をつくるのが苦手。だけど、最近はお台所に立って頑張っている」と言っていました。

確かに、以前はペットボトルを持ってきて、お茶を注いでくれました。しかし、今回は「おいしい茶葉をいただいたから、それを出すね」と茶葉を急須で入れて注いでくれました。

出されたお茶の色はかすかに緑色です。さっそく飲んでみると、まるで白湯のようにまったく味がしません。すると、師匠は奥様に向かって「うん？　このお茶ってこんな味だったか？」と聞きました。

その場で、奥様は慌てて師匠のお茶を味見して「あっ、薄すぎた！」と入れ直すために台所にお茶を持っていきました。

そして、次はおいしいお茶を出してくれました。相手を思いやる言い方に、さすがと思いました。

例えば、こんなお茶が出てきたときには「おい、なんだ。このお茶は味がしないじゃないか！　入れ直して」と言うこともできます。

そう言われたら、奥様も、「じゃあ、自分で入れたら」「もうこれからは入れない」と返したくなっ

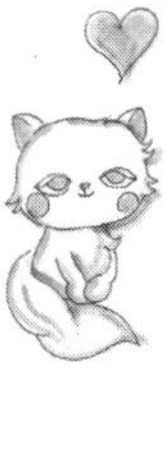

たり、お客様の前での妻としての立場もありパートナーの対応にもがっかりしたでしょう。

♡思いやりをもって

相手の立場にたって、思いやりの言葉をかければ、人間関係に問題はあまり起こらないでしょう。しかし、思いやりのある言葉を使っても相手の捉え方によっては様々な反応があります。だからこそ反応があまりよくないときにも気にかけすぎないようにしましょう。

相手の気持ちをよくすることに専念はしないでください。

不機嫌な人を喜ばそうと、いつもその役目を進んでしている人がいます。しかし、好意的に話かけていても、自分が不機嫌だと相手を無視したり、失礼な態度をしても気にしない人もいます。

そのような人を見たときに、「この人は、どうしたのだろう。楽しくないのかな？　じゃあ私が楽しくしてあげよう」とその人の機嫌をよくしてあげる役をしなくていいのです。

不機嫌でいる人を楽しくしなければならない。みんなが楽しくいるためにと自らその人と周り人のためにクッションのような役割を意識、無意識でしている人がいます。

しかし、そのようなクッションの役割をしている人は、もう、その役目を卒業するようにしてみてください。不機嫌でいるその人も受け入れる。そして、もし、そのような人に助けを求められたら、自分のできる範囲の最良を尽くし、手助けすればいいのです。

また、機嫌が悪い人に必要以上に気を使うのは、育った家族との関係が影響していることがあります。例えば、両親の夫婦仲が悪い、そして、トラブルが多い家庭で育った人です。

そのために、みんなが喧嘩をしないように間に入り、仲介役をしてきた人です。喧嘩をすることは、よくないことばかりではありません。

大人になっても他人の喧嘩を見ているのが辛い、この人達が喧嘩をしないようになんとかしてあげたいと感じ過ぎる人は、幼い頃のトラウマ「両親が不仲で喧嘩ばかりしていた」ことがまだ癒されていなくて、それが原因であることもあります。

喧嘩を通じて、お互が不満を言ってすっきりしてよいバランスを取り戻す場合もあります。

また、さらに仲良くなるまでのプロセス。または、じっくりお互いの気持ちを話し合うチャンスにもなります。

異常に喧嘩を避ける人にとっては、喧嘩は理想的なプロセスには見えないかもしれませんが、それぞれのやり方があります。

皆んながそれぞれの課題があり、それをこなすやり方、スピードがあります。だからこそ、他人は他人でそれぞれのプロセスを踏み、上手くやっていっていると信頼しましょう。

そう考えれば、必要以上に他人の問題に介入しなくなります。他人を信じることは自分自身を信じることと同じです。

他人の課題は他人にまかせて、自分は自分自身の課題に専念しましょう。

# 2　意識していることを引き寄せる

♡引き寄せる

男性クライアントさんのEさんは、子供の頃から猫の死体をよく見るそうです。1週間に2回は見つけて、車に乗っているときに見つけるそうです。

そして、Eさんは妻と車で出かけることが多いそうです。しかし、横に同乗している妻は猫の死体に気づかないそうです。

さらに、Eさんに話を詳しく聞いていくと、子供の頃に猫が死んでいるのを見つけたときに、祖母が「猫が死んでいるのを見てもかわいそうと思ってはダメよ。猫のたたりを受けるのよ」と言っていたそうです。

しかし、死んでいる猫を見て、とっさに「かわいそう」と思う気持ちはとても人間らしい感情です。

子供にその感情を感じてはダメと言ったら何が起こるでしょうか？

「かわいそうと思ってはダメ。だけどあんなことになってしまいかわいそう。あぁ、ダメだこんなことを考えると、たたりが起きるから」と頭と心の声の間に葛藤が起きるでしょう。

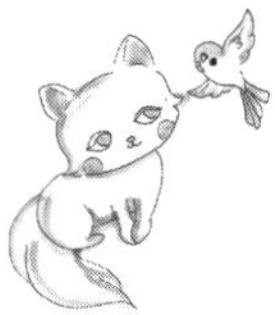

私達は、飼っている猫が死んだら「かわいそう」と思わない人を冷たい人だと思います。

外の猫、飼い猫と区別なく、猫が死んでいるのを見たときに「かわいそう」と素直に思うのが心の反応です。

Eさんは子供の頃にたたりが起きるといけないと思いその感情を押さえてきました。

そのために、死んだ猫を見たショックが解放されずトラウマで残ったのではないでしょうか。

また、自分が注意を向けるものは気づきやすいと言うこともあります。

Eさんのように車に乗る機会が多いことや大きな道路を通る機会が多い場合は、猫の死体を見る回数も他の人よりは確率的に多くなるかもしれません。

しかし、見る回数も通常の人より多いように思いました。つまり、Eさんは常に猫の死体に注意を向けていたのではないでしょうか。

Eさんが、1か月後のカウンセリング時には、猫の死体を見なくなったと話してくれました。

その後も、毎月カウンセリングに来ていましたが、その話題はもう出なくなりました。

1年半ぐらい過ぎたときに、あれから猫の死体は見ますかと聞くと、「あっ、あれから一度も見ていないな」との返事でした。

Eさんの注意を向ける対象に変化があったことで引き寄せるものにも変化が起きたのでしょう。

そして、猫の死体を見たショックのトラウマもフラワーエッセンスを飲み解消されたのではないでしょうか。

そして、Eさんの祖母の暗示からも解放されたと感じました。他人から聞いたことがこのように長い間残っているときはトラウマを癒すフラワーエッセンスを試してください。

## 3　悟りをひらくポイント

♡バッチ博士の言葉

クライアントさんから、こんなことを質問されたことがありました。

「悟りをひらきたい。どうしたら悟りをひらけますか」

悟りを開きたいと言えば瞑想をすすめられたりすることは多いでしょう。

しかし、今回は少し違った視点で見てみましょう。

ここでバッチフラワーレメディの創始者、バッチ博士の言葉を抜粋してご紹介します。

「霊的なことへの強すぎる願望や貪欲さは非常に危険です。完成の域に達したいと強く願うことより、ただ謙虚に我が身を捧げて尽くすことが大事です。

立派になりたい、神聖な存在になりたいと強く願うことは、おそらく魂が成長する上で大きな妨げとなるだろう。

人は皆、進歩すればするほど、謙虚で我慢強く、献身したいという思いを強めていかなければならない。

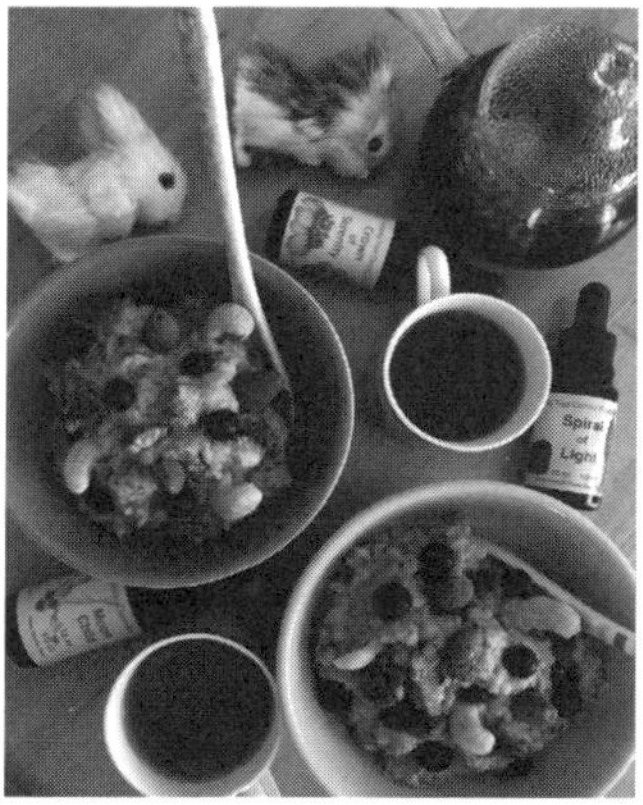


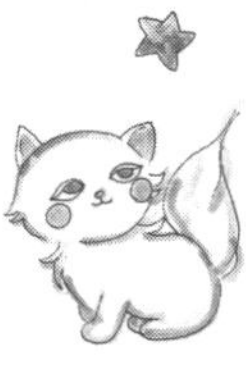

○インディゴエッセンス

**ピンクエッセンス**

★１ ——→ 自分の全側面を統合。再結合。

★２ ——→ 自分のヒーリングチームにつながる。

★３ ——→ 光形式での情報。

★４ ——→ 強い自己意識につながる。自分が何者か分かる。

★５ ——→ 源のエネルギーにつながる。

★６ ——→ 自己愛についての歪んだ思い込みを爆発。
ヒーラーは与えることが多いが受け取ることも可能にしてくれる。

★７ ——→ 自分のエネルギーをリフレッシュ。

★８ ——→ DNAの潜在能力を目覚めさせる。

★９ ——→ 力の乱用のエネルギーを解放する。

★１０ ——→ 恐れのエネルギーを変換する。

★１１ ——→ 家系的なカルマのパターンを変換。

★１２ ——→ 人生の目的を達成できない人々とのカルマを解消。
ソールグループでお互いを助け合うために生まれたが、
学ぶ速度が違ってきたときに、
相手を待ったりしないで自分だけ進む。

★１３ ——→ 自分の使命に参加。新しい使命に飛び込む。

魂の成長を阻むのは、成長したいという強い願いだ。
野心に燃えるのではなく、ただ「ある＝存在する」ことしかない。
「ある」ことで報いがもたらされる。
完成の域に達したいという欲もあってはならない。
自分の努力だけでは進歩はしない。
自分がふさわしいとみなされるまで、ただ待つことしかない」

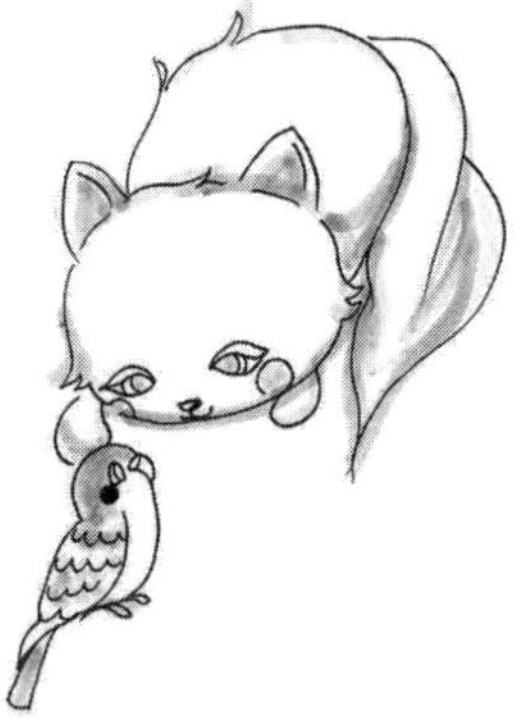

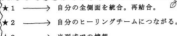

# 第8章　家族とフラワーエッセンス

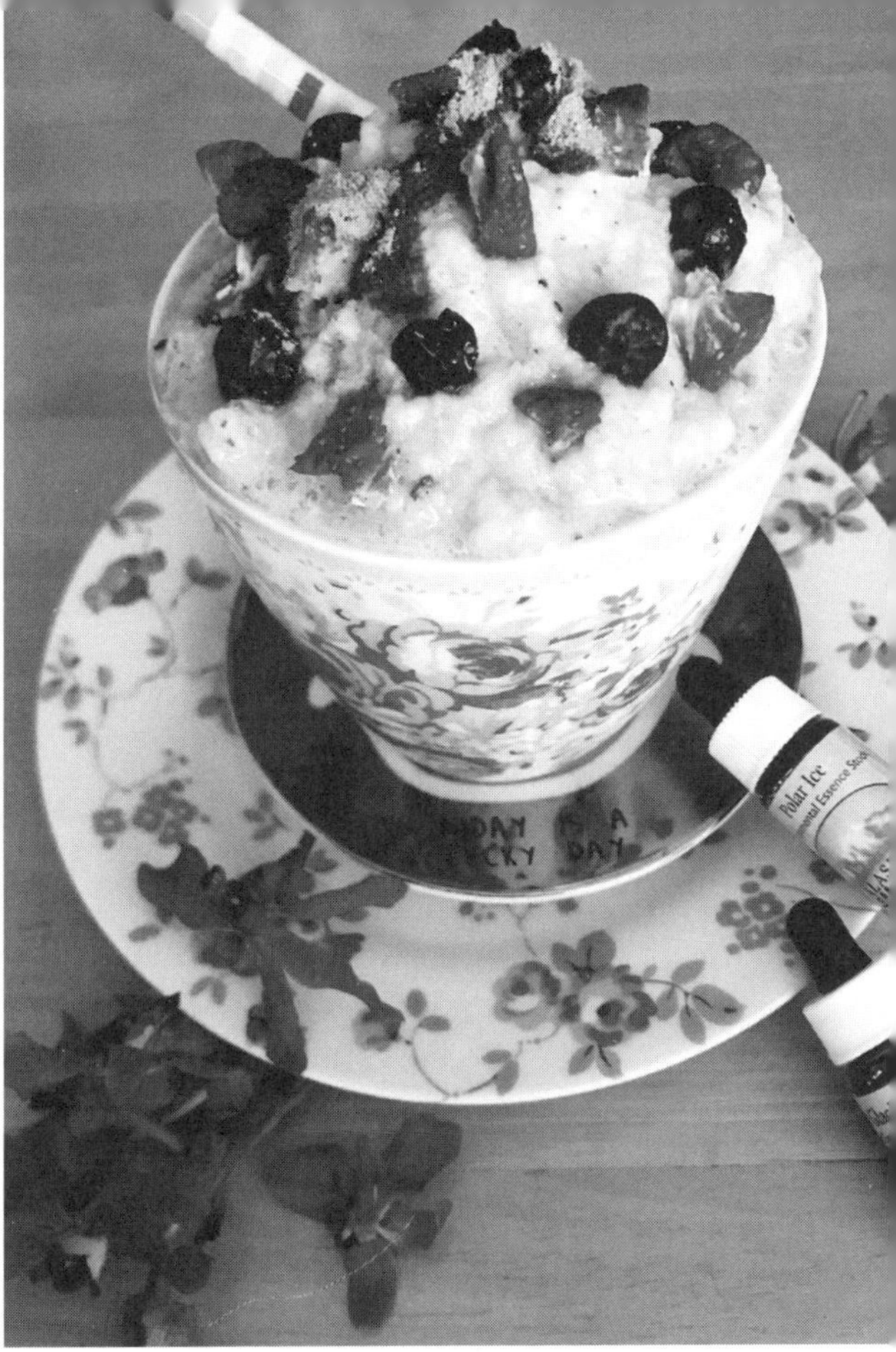


★アランカスエッセンス

# 1　今時の子供達

## ♡目に見えない存在が見える子供達

母親のカウンセリングに幼稚園に入ったばかりの女の子がついて来ました。

とても繊細な子供だったので「何か不思議なことは言いませんか」と聞くと、ある時期から「○○という名前の人がいつも一緒にいてくれる」と言い出したそうです。

そこで、困った母親は子供に「それは妖精ね」と教えたそうです。

そして、女の子は幼稚園に入り、妖精の話をしたそうです。

すると、みんなから「そんなの見えない、いない」と言われたそうで、最近はあまりその話はしなくなりましたと話してくれました。

では、元気のないときに、植物がたくさん生えているようなところに連れていってあげるといいのではとアドバイスしました。

すると、そのような場所が大好きだと言っていました。

女の子に「まだ、妖精は見えるの」と聞いてみると、今でも「妖精は見える」と話してくれました。

女の子に合いそうなフラワーエッセンスをつけてあげようと思い「手を出して」というと女の子は興味深そうにフラワーエッセンスを見ていました。

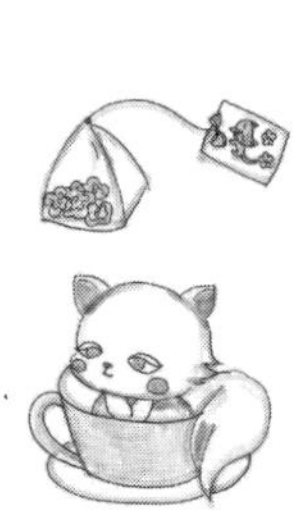

そして、小さな手を広げてフラワーエッセンスを受け取ってくれました。

それから、母親と目を合わせてにっこりしていました。

クライアントのＦさんの３歳の息子さんはいつもＦさんのカウンセリングに一緒についてきます。

そして、家に帰ると息子が「カウンセリングルームのあの場所に○○○という妖精がいる。こんな姿をしている」と言っていましたよ、と教えてくれました。

その場所は私が好きな物を飾っている特別な空間です。

そして、カウンセリングに来たクライアントさんが待っているときにもよくその場所を眺めています。

## ２　家族との関係

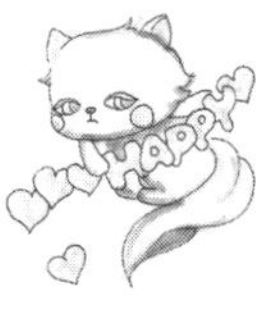


### ♡自分と家族を分ける

家族システムが未熟だと共依存関係の問題が隠れていることがあります。

例えば、親がすでに成人した子供に対して自信を持たせないようにして、自立させないことがあります。もちろん親自身さえ、それをしていることに気づいてない場合のほうが多いでしょう。

このような場合は親だけの問題でなく、親がすでに大人になった子供を養う余裕がない場合でも子供自身も自立する勇気を持てないで金銭的に親を頼っていることがあります。

この関係は、親か子供のどちらかが離れたら成立しなくなります。

つまり、共依存関係に悩む子供は自分自身が自立する道を選ぶことができます。その選択をできるぐらい自分が大人になっていることに気づくことが必要です。

そのような人をカウンセリングしていると、まるで、学生のように自分は何も1人で決められないし、親に相談しなければ怒られる、何もできないと思っていることが多いです。

## ♡自立した家族とは

家族各自が持つそれぞれの問題は、自分自身と向き合いクリアーしない限り、何年経っても同じ繰り返しが起きます。

例えば、Gさんの父親はアルコール中毒でいつもアルコールを飲み定期的に暴れています。

Gさんはいつも、母親がかわいそうと助け続けています。もちろんこれは必要な行動ですが、しかし、これでは真の問題解決にはなりません。

つまり、両親同士が話し合いをしたり、コミュニケーションや行動を変える必要があります。

例えば、両親がお互いに自分には問題がないと思っていたら何も変化はないでしょう。

相手は変えられないので、相手の問題行動に対して、自分にも取り組む課題がないかを考えてみることが大切なのです。

例えば、母親が夫に怒りを持っています。母親は過去から抱えた夫への怒りを持ったまま、接していて、夫に感謝もしないで嫌みばかり言っていたら、結局母親も夫と同じところにいるのです。

このようなときは、同じエネルギーの中に夫婦共々います。

これでは、夫側も妻からは良好な関係を求められているとは感じられないでしょう。そして、長い間責められていると思ってしまうでしょう。結局、母親も今起きている問題を違った視点でみることができなければ問題は解決されません。

そして、夫自身も妻の言動や態度が自分の言動や態度が引き起こしていると気づき、良好な関係を求めるのであれば、妻ではなく夫自身が妻に感謝を表現すること、協力することや、自分の課題に取り組むしかありません。

幼い頃から両親の不仲を見て育ち、大人になった今も、両親を見ていて心配や悲しみを感じている人もいます。

しかし、両親のどちらかが加害者と思っているなら、自分自身が両親の問題に入りすぎているということです。

そして、両親のことを考えたときに悲しみを感じたら「自分のもの」か、「両親」「どちらかの親」の持つべき感情か確認してください。

心配になったり、悲しくなったり、怒りを感じたときに静かに目を閉じて、心に手を当てて「この感情は誰のものですか？」と聞いてみてください。

答えが自然に返ってくるまで待ってください。「両親のもの」と感じたら、「この感情は両親のものですから、両親にお返しします」と言ってください。そして、バウンダリー（境界線）のエッセンスやプロテクションのフラワーエッセンスを試してみてください。

「自分のもの」と返ってきたら、トラウマやインナーチャイルド、両親の関係を癒すフラワーエッセンスを試してみてください。

両親のことを考えると、心配になったり悲しくなった度にこの作業を行ってください。

この作業をするときには、両親を見捨てるようで悪い気がするなどの罪悪感は必要ありません。

このようなことに罪悪感を感じる人は、困っているときには助け合うのが家族だと思う気持ちが強いものです。

もちろん家族として両親や兄弟姉妹をサポートする必要があるときはあります。

しかし、家族の個人個人の問題までを、自分が関わる必要はないのです。自分は自分の人生に集中しましょう。みんなそれぞれの課題を自分でやることが大切なのです。

そうすることで、健全でお互いが自立した親子関係が保てます。

また、例題のようにアルコール中毒の父親がいる場合は、家族へ暴力を振るう場合もありますので、専門家の力を借りることも必要です。専門の機関を調べて家族だけで悩まずに早めに相談をしてみてください。

## 3　家系の問題

### ♡家系の影響を受けないお花の波動

問題が起きている家族を見ていくと、ある共通点に気づきます。代々引き継がれたネガティブなことが、世代を越えて引き継がれています。そして、それが今、問題を起こしている人に影響を与えているケースです。

例えば、家系の歴史を見ていくと、代々家族の中で金銭的な問題を起こす人がいつもいることがわかることがあります。

私達は、今の家族だけでなく、さらに、先祖の持っていたポジティブな部分、ネガティブな部分の両方の影響も受けています。

自分が自覚していても、つまり、していなくても先祖からの影響は根深いものです。

そして、問題になるのはネガティブな部分の影響です。家系から抜け出せずに自分の使命を果たせない。親のネガティブなところを自分も同じように持っているときにはインディゴエッセンスの「ピンクエッセンス11」家系的なカルマのパターンをエネルギーレベルで変える物が有効です。

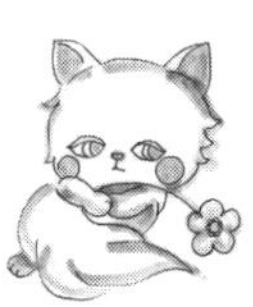

### ♡国家の影響

また、その影響がもっと大きくなると、国家レベルのネガティブな影響を引き継いでいる場合があります。

例えば、いつも侵略ばかり受けてきた国では、国民の中に悲しみや怒りのエネルギーが、次の世代にも引き継がれてしまいます。

自分や家族の人が問題を起こしたときに、自分や問題を起こした人だけの問題と考えてしまいがちですが、実は家系が抱えている問題であることも、私達が思っている以上に関係しています。

自分の祖先まで遡り、誰が「どのような生い立ちをしているか」などを見ていくと、祖父は戦争に行って戦死していたことがわかったりします。

その戦死した祖父を悲しむ、祖母の感情のエネルギーが自分の母親に伝わります。祖母の悲しいムードの中で育ち、それが自分の母親へ、悲しみのエネルギーとして引き継がれます。

自分が感じている、説明のつかない孤独感や悲しさが、このように、元は祖先の感情が代々伝わっていることもあります。そして、それを、自分の感情と思っていることもあります。

時々、親の仇と言って、親の恨みを晴らす子供がいます。これも、親の持っている、恨みの感情を子供が引き継いでいるといえます。そのような人はフラワーエッセンスで癒してください。もちろん、私達は祖先からネガティブなことだけでなく、良いところも引き継いでいます。だからネガティブなことだけを引き継いでいると心配しすぎないでください。

また、意識レベルが上がってくると、祖先から受け継いでいる良いＤＮＡも目覚めさせるチャンスとなります。

# 4　子育て

### ♡バッチ博士の考える子育て

バッチフラワーレメディーの創始者のバッチ博士は子育てについてこう言っています。

「親は子供から何の期待もしてはいけないと肝に銘じなければなりません。

ただ与えるだけの存在になり、そして、その子のスピリットが自分で自分の責任をとれるようになるまで、優しく愛し、守り、教え続けます。独立心、個性、自由は初期の段階で教えなければなりません。

子供達を人生のできるだけ早い段階で自分で考え行動できるようにしむけるべきです。

親は子供が自分で自分を管理できるようになるに従い、少しずつ、口出しを止めるべきです。

そして、その後は、束縛したり、親の義務を振りかざさないように」

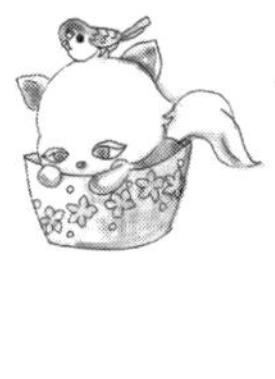

### ♡親の影響

「本当は、もう自分の好きなように生きたいけれど、母親が反対するのでできない。しかし、最近いつも反対する母親に怒りが出てきました」

こう話してくださったクライアントさんは60代半ばの女性です。

いつも、私が何かを自分で決めても母親が泣いて反対したので今までの母の望む選択をしてきましたが、最近何もかもやる気がなくなり、何がしたいのかもわからず自信が持てなくなりました。

このように親が子供の人生を左右するぐらいの決定権を長い間持っていることもあります。

そして、中には親が自分の人生の決定権を長い間持っていることすら気づいていない関係性も少なくありません。親を敬い、想う優しさはほんとに尊いものだと思いますが、やはりバランスがあります。

## ♡バッチ博士の言葉

バッチ博士は親子関係でお互いが自由であることが幸せと言っています。

「子供がある程度親から離れたいと感じたら、自分の自由を得るために子供達に自由を与えてください。私達は他の人を自由にすることで、自分も自由になれるのです。

人に何かを伝えるには、まず自分が身をもって示すことしかありません。自分が接するあらゆる人に自由を与え、周りのすべてを自由にしたら、自分も自由になれます。

人がほんの些細なことでも、他の人の人生をコントロールして支配したり、感化しようとしなければ干渉そのものが人生から姿を消すのです。それは人が、自分の縛るものに縛られるからです。

私達は実に簡単に、他の人の支配から自分を解放することができるのです。それは第1に、自分が他の人を完全に自由にすることです。また第2に、とても穏やかに思いやりをもって、支配されるのを断ることによって自由になれるのです」

『子どもについて 』ハリール・ジブラーン

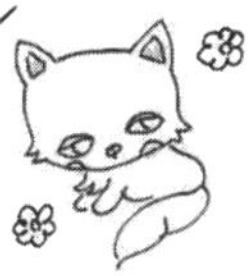

赤ん坊を抱いたひとりの女が言った。
どうぞ子どもたちの話をしてください。
それで彼は言った。
あなたがたの子どもたちはあなたがたのものではない。
彼らはいのちそのもののあこがれの息子や娘である。
彼らはあなたがたを通して生まれてくるけれども
あなたがたから生じたものではない、
彼らはあなたがたと共にあるけれども
あなたがたの所有物ではない。
あなたがたは彼らに愛情を与えうるが、
あなたがたの考えを与えることはできない、
なぜなら彼らは自分自身の考えを持っているから。
あなたがたは彼らのからだを宿すことはできるが
彼らの魂を宿すことはできない、
なぜなら彼らの魂は明日の家に住んでおり、
あなたがたはその家を夢にさえ訪れられないから。
あなたがたは彼らのようになろうと努めうるが、
彼らに自分のようにならせようとしてはならない。
なぜなら命はうしろへ退くことはなく
いつまでも昨日のところに
うろうろ　ぐずぐず　してはいないのだ。
あなたがたは弓のようなもの、
その弓からあなたがたの子どもたちは
生きた矢のように射られて、前へ放たれる。
射る者は永遠の道の上に的をみさだめて
力いっぱいあなたがたの身をしなわせ
その矢が速く遠くとび行くように力をつくす。
射る者の手によって
身をしなわせられるのをよろこびなさい。
射る者はとび行く矢を愛するのと同じように
じっとしている弓をも愛しているのだから。

○インディゴエッセンス

## ピンクエッセンスブレンド

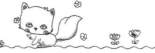

| | |
|---|---|
| ★ブレンド１<br>レディー | 自分のヒーリングチームに繋がる。<br>受け取った情報を吸収して最高の存在の強い自己意識と繋がる。 |
| ★ブレンド２<br>ステディー | 自分の全側面を統合して再統合させ力の乱用のエネルギーを解放する。<br>恐れのエネルギーや家系、祖先から受け継いだカルマを愛に変換。 |
| ★ブレンド３<br>ゲットセット | 自己愛に関する歪んだ思い込みを手放す。自分のエネルギーをリフレッシュし、新たにする。<br>DNAの潜在能力を目覚めさせる。<br>人生の目的を達成できていない人達と自分の間にあるカルマを解消。 |
| ★ブレンド４<br>ゴー | 源のエネルギー。自分の使命に参加する。 |

○インディゴエッセンス

## サバイバルキット

| | |
|---|---|
| ★ワンオブゾウズデイズ | めまい、気分が悪い。グラウディングに。 |
| ★キープブリージング | ハートが締め付けられる。不安。 |
| ★リラックス | 睡眠の問題のときにエネルギーレベルでサポート。 |
| ★ユーブゴットディス | 圧倒される。　自分はできると思えるように。 |
| ★３Dインターフェイス | 集中。日常業務など、現実に注意を向ける時。 |
| ★ライズアンドシャイン | 朝、目覚めたら新たな可能性にフォーカスする。 |

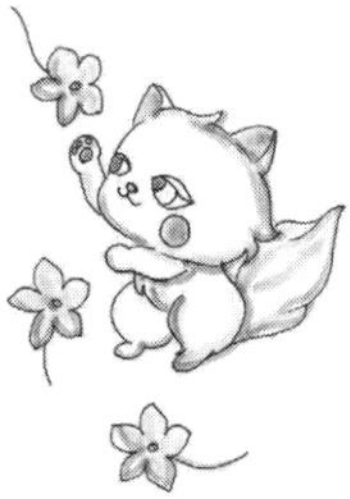

# 第9章　自分のためのフラワーエッセンス

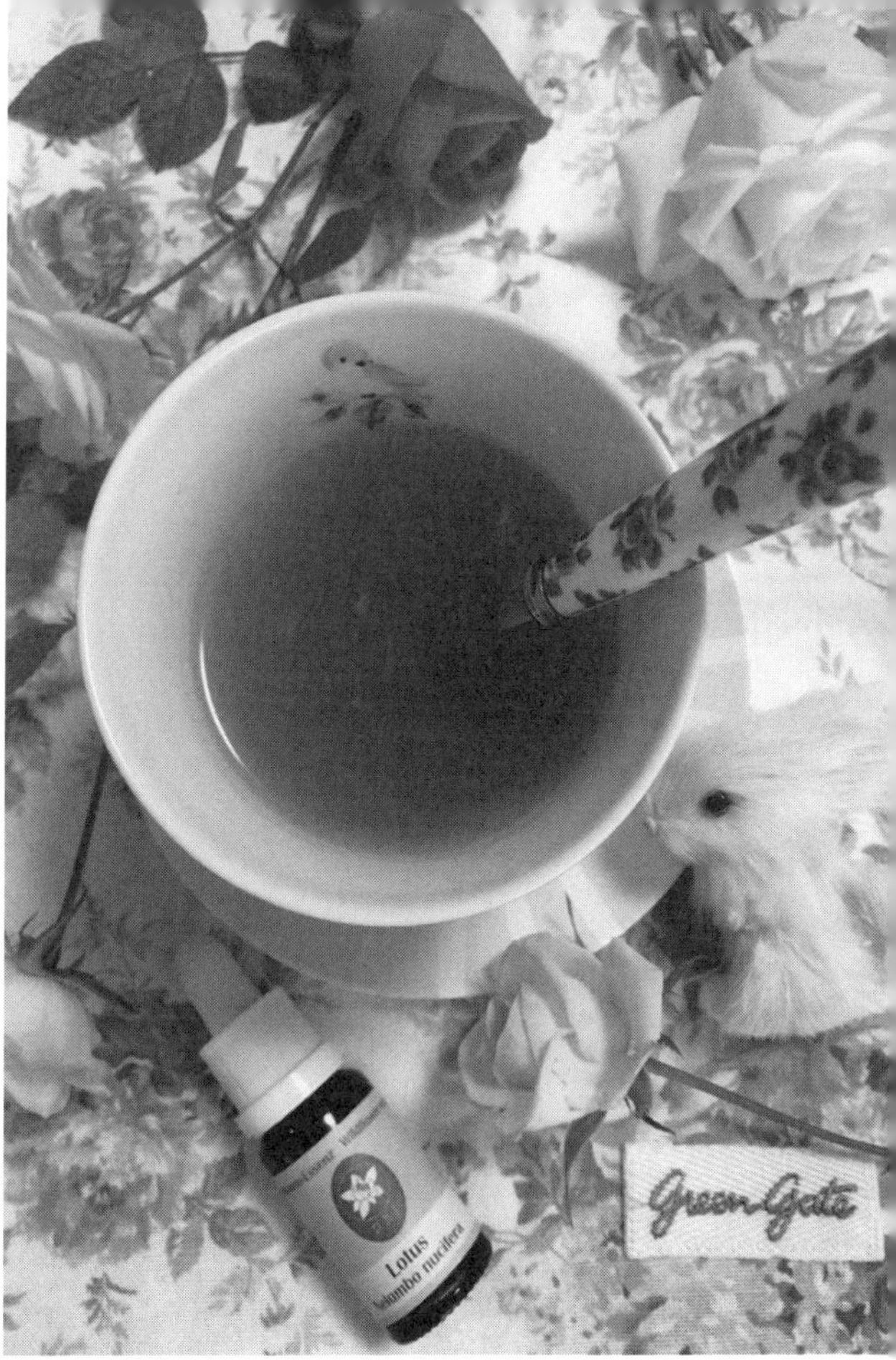

★ＰＨＩエッセンス

# 1　自分を喜ばす

## ♡心が反応しなくなったら

最近、つまらない。何もやる気がしない。そんなときは、まず、しなければならないと思っていることを止めて、あなた自身を喜ばしてあげましょう。もともと私達は心に愛を持って生まれてきています。

しかし、ネガティブな経験から、もうあんなに辛い気持ちを感じたくないと、心の扉を閉ざしてしまいます。すると、扉を閉めてしまったので、愛は隠されてしまいます。そして、愛は暗闇で、他人との心のコミュニケーションができずに独りぼっちになり、元気を失います。

そして、このような状態が長く続くと、私達はどうやって心の扉を開けていたのかを忘れてしまいます。扉が開かない期間が長く続くと、心に誤作動が起きはじめます。

例えば、イライラしたり、自己卑下したり、他人が信用できなくなったり、引きこもったりと、こうなると良いことは1つもありません。しかし、このようなことは程度の違いはあれど、誰もが一度は経験したことがあるのではないでしょうか？

カウンセリングをしていると、心の扉を開く方法がわからないという人が多いです。

愛が本来の姿でいられるようにするには、心の扉はオープンにしておかなければなりません。

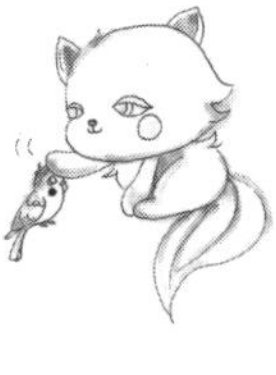

心の扉をオープンにするための1つの方法に、どんなときも、まず自分を大切にすることです。心に正直でいましょう。また、他人のことを考えすぎずに自分を優先してあげましょう。

私達は、成長する中で自分を尊重するより社会や他人に合わせることを学びます。するど、やがて大人になって、自分の心の中に葛藤を抱えます。

そうなると「葛藤を抱えたのは、自分自身の選択の結果」と捉えるより、「こうなったのは、あの人のせい」「私は、ほんとはイヤだったけれど、あの人に合わせただけ」と責任を他に転化するようになります。自分で選択する自由が与えられると、その責任を取るのは自分しかいません。

このように自分自身が自分の人生に責任取ることを学ぶことが大切です。

私達の多くの人は、同じ社会のルールで、同じ制服を着て学校に通い、同じテレビや情報を聞いていて、個人として独立し個性を発揮する教育はされていません。

そして、例えば「すぐにメールの返信はしなければならない」などと、自分の中でつくったルールや相手への気遣いをしすぎて窮屈になっているかもしれません。

## ♡ほんとの友人とは

夜は、携帯電話やパソコンの電源を切って自分の時間を持ち、ゆっくりしましょう。

交友関係を良好に保ちたいなら「しばらくメールはお休みさせてください」と正直に言ってもいいかもしれません。正直なコミュニケーションをすれば、本当のあなたを尊重してくれるパートナーや友人ができます。

もし、返信しないことでパートナーや友人が去って行ったのなら、今のあなたに合うパートナーや友人をつくる時期がきたのでしょう。自分に正直になることで、今までの周りの人達との変化は多少、起こるものです。深刻にならないで、自分の本当の気持ちを優先し、そのような人達と距離を取ることを意識してみてください。

また、お互いに、自由になった関係性になっても仲良くしていられます。イヤなことはしないで、したいことにエネルギーを集中してください。

例えば、気乗りしない誘いを断るようにしてみましょう。

すると、時間もできるし、すでに気の合わなくなった相手に感情を揺さぶられなくなるので、自分のエネルギーがむやみになくなりません。そして、他人に合わせなくなると自分は「何が必要」「何が好き」「何がしたい」かがよくわかるようになってきます。

それを楽しんで始めると今の自分に合う同じようなパートナーや友人がまたできます。

また、パートナーや友人と関係性が終わりを迎えるときに正直なコミュニケーションをする手間を考えると気重になり、無言のままや、喧嘩別れのようなまま無視をすることで関係を終わらせる人もいます。しかし、この選択は相手を苦しめます。そして、いつか自分もその過ちに気づき同じように苦しむときがきます。愛の反対が無関心、無視です。無視をしたりするこのようなアドバイスを他人にしたり、選択もしないようにしましょう。

## 2　自分を優先することの大切さ

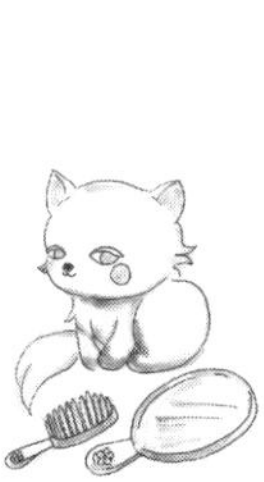

### ♡自分を優先すると自分の良いところが輝く

友人に誘われておつき合いするのでなく、自分の行きたいところに行って、自分が食べたいものを食べてみましょう。そして、家族のことも、優先しないで、好きなことをしに、そして学びに外出をしましょう。家族でお互いがそのようにできるように話し合ってみてください。

そして、お互いが自分を優先できるように協力してみてください。

無理をしすぎて、他人に優しくしなければならない。他人の気分を害してはいけないと自分を後回しにしすぎないでください。

このような我慢は、長い間は続きません。そして、これをしている限りは本当のあなたを理解してくれる人も出てこないでしょう。

まず、自分自身に優しくなりましょう。すると、だんだん、自然に他人にも優しくなれます。

誰もが、自分を優先して自分に優しくすることを心がけていると、バランスを崩した心が、１人でに充電されて輝きを取り戻します。

すると、バランスを崩したときとは違う、考え方や行動がまた、自然にできるようになってきます。

そして、周りの人達への対応にも余裕が出てくるものです。そして、さらに物事がうまく運ぶようになります。

## ♡自分に厳しくしない

時には、いい加減な面があってもいいのです。そんな自分をもっと愛してあげましょう。

他人にとって完璧なパートナー、友人を演じても、残念ですが深く親密な関係は築けません。

自分自身が、いい加減なところを他人に隠そうとすればするほど、隠すことにエネルギーを使うので、本当に大切なことをしたいときには、エネルギーが残っていません。

そして、他人に自分のいい加減なところを、ばれないようにとすると、だんだん会う機会を控えたり、距離をとったり、嘘をつく必要がでてくるでしょう。これは、とても残念な選択です。

## ♡本来は誰もが完璧でなくても、そのままで愛される存在

もしかしたら、自分が、自分自身を愛していないので、「完璧でないと愛されない」と思っているのかもしれません。そして、深い部分では、他人にも完璧さを求めているのかもしれません。

私達は、自分らしくいるよりも、できるだけ世間一般に合わせることを意識します。

「周りの人達から外れないようにしないと、変な人と思われる」

また、幼い頃に自分らしくいたら、自分勝手と周りから言われて無視をされた経験がある。

そのような経験から「自分らしくいると、愛されない」と思って自分を表現するのを怖がってい

るのかもしれません。また、幼い頃に別離を経験している人はそのように思う傾向が強くなります。

私達が、自分の心の中にあるお花を開花させることができたら、咲き乱れるたくさんの種類のお花に、お互いが魅了されるでしょう。私達はそれぞれが個性的であって、誰もが素晴らしい存在です。規格外、枠から外れる自分になることを怖がらないでください。

そして、堂々と咲きましょう。

### ♡淋しさを癒す方法

いつも、誰かと繋がりを感じていたい人や、淋しがりやの人は、今、家族との繋がりや、ハイヤーセルフ（高次元の自分自身）や神様やエンジェルなどの高次の存在から離れていないかと考えてみてください。高次の存在との繋がりを深めてくれる瞑想したり、自分を大切にし、見つめるための1人の時間を持ちましょう。また、家族の関係が癒されるフラワーエッセンスを飲んでください。

淋しさを感じてそれを埋めるために、いくら自分の心以外の外側や他人にそれを埋めることを求めても、すべては一時的で、そして埋めることはできません。

そして、高次の存在や自分自身のハイヤーセルフに繋がっているときに、私達は安心して自分自身の力を十分に発揮できます。

また、家族の繋がりをあまり感じられずに育った人は、家族とのネガティブな関係を、自分の中で完結させなければなりません。

幼い頃に親との絆を感じられなかった。そうであれば、例え、今、親と距離を取り何年も会わなくても、深い部分では家族としてのエネルギー的な繋がりは消えません。

それは、親が亡くなっても同じです。例えば、自分を苦しめた親を、自分の人生から居ないように振る舞うことは、自分の問題をさらに深くしてしまいます。例えば、母親が苦手で自分の中から母親を排除すれば、母親の悪いところを引き継ぎます。

自分自身が親のネガティブな部分を引き継がないためにも、新しい未来を歩み出すにも親へのわだかまりを解消することが大切です。それができたときに、孤独感や深い淋しさを感じている気持ちに変化を感じられるようになるでしょう。

親が自分から見たときに成熟していないように感じる人もいるでしょう。しかし、違う視点で見たらその親のおかげで多くを学び深い人生を経験できたのです。いつか、自分が親と天国で再会したときに、親から「子供から憎まれるような役を引き受けて生まれたが、実際にやってみたら誤解ばかりされて嫌だった」と言われるかもしれません。親に恨みつらみを持っている人は親と変わらない場所にいます。

私はどんなときも自分自身、親、他人に対して「愛を選択する」という新しいチャレンジをしてみてください。

古いパターンを手放して、本来生まれたときの「愛」そのものに戻り心から自分自身を愛してください。そして、あなたの周りの人も。新しい愛のステージを目指してください。

【参考エッセンス】
★アラスカンフラワーエッセンス★アラレタマ★アンジエリックエッセンス★オーストラリアンブッシュフラワーエッセンス★パシフィックエッセンス★バッチフラワーレメディー★スピリットインネーチャーエッセンス★ヒマラヤンフラワーエンハンサーズ★ＰＨＩエッセンス★ラブズアルケミーエッセンス
※必ず、飲用前には各ブランドの注意事項や最適な滴数をご確認ください。1章P25を参照

**第1章　フラワーエッセンスとは**
３　フラワーエッセンスの活用法
　♡頑張り過ぎる★オーストラリアンブッシュフラワーエッセンス（ブラックアイドスーザン）
　♡潜在意識と意識の矛盾★オーストラリアンブッシュフラワーエッセンス（ファイブコーナーズ）
４　フラワーエッセンスの働き方
　♡悲しみ★オーストラリアンブッシュフラワーエッセンス（スタートデザートピー）

**第2章　恋をしたとき・別れたときのフラワーエッセンス**
１　確実に恋をつかむ心構え
　♡ぐずぐずしている★オーストラリアンブッシュフラワーエッセンス（サンデュー）
　♡自己評価が低い★ PHI エッセンス（ラーチ）
　♡諦めやすい★オーストラリアンブッシュフラワーエッセンス

(ケイポックブッシュ)
♡具体的なやり方がわからないときにきっかけを★オーストラリアンブッシュフラワーエッセンス（レッドグレビリア）
♡完璧主義★オーストラリアンブッシュフラワーエッセンス(ハーバーシア)
♡恥ずかしがり屋★パシフィックエッセンス（ブルーベル）
♡恋のトラウマ★アラスカンエッセンス （ブリーディングハート）
♡昔の恋人が忘れられない★アラスカンエッセンス （セレスタイト）
♡緊張する★バッチフラワーレメディー（レスキューレメディー）
♡自信を持つ★オーストラリアンブッシュフラワーエッセンス(ファイブコーナーズ)
♡家系の問題の癒し★ヒマラヤンフラワーエンハンサーズ（アシミレーション）
2　自分の恋は自分でつかむ
♡優柔不断★オーストラリアンブッシュフラワーエッセンス(ジャカランダ)
♡恐れ★アンジエリックエッセンス（フリーダムフロムフィアー）
3　もう年だからと身体も恋も諦めてしまう前に
♡生理不順をエネルギーレベルでサポート★パシフィックエッセンス（ムーンストーン）
♡老化★ヒマラヤンフラワーエンハンサーズ(エンデュランス)

♡外見のコンプレックス★オーストラリアンブッシュフラワーエッセンス（ビリーゴートプラム）
♡自分の古い枠を超えられない★ヒマラヤンフラワーエンハンサーズ（ニジャラ）
4　過去の恋愛のトラウマから新しい恋に踏み込めない
♡パニック★ヒマラヤンフラワーエンハンサーズ（エマージェンシー）
♡イライラ★スピリットインネイチャーエッセンス（レタス）

**第3章　職場でフラワーエッセンスを活用**
1　会社側に立った自分の仕事ぶりを見てみよう
♡リレーションシップ★オーストラリアンブッシュフラワーエッセンス（リレーションシップ）
♡意地悪をしてしまう★スピリットインネイティャーエッセンス（ディーツ）
♡嫉妬★スピリットインネイティャーエッセンス（グレープ）
2　職場が忙しいときの対処の仕方
♡優先順位を決める★アラスカンエッセンス（バレリアン）
♡人に助けを求める★オーストラリアンブッシュフラワーエッセンス（リレーションシップ）
♡感謝★アンジエリックエッセンス（グラティテュード）
3　職場の上司や仲間との付き合い方
♡ホ・オポノポノ★アンジエリックエッセンス(ホ・オポノポノ)
♡引きこもり★パシフィックエッセンス（ウォールフラワー）
♡家系の影響や繰り返すパターン★アンジエリックエッセンス

(アンセストラル ヒーリング)
4　職場でのチームワーク
♡気に入らない人がいる★オーストラリアンブッシュフラワーエッセンス（ボウヒニア）

**第4章　人との付き合いを円滑にするフラワーエッセンス**

1　気持ちは相手に伝える
♡〜しなければならないとこだわる★オーストラリアンブッシュフラワーエッセンス（ハイバーシア）
♡自己卑下★アラレタマ（ソベラニア）
2　おしゃべりが過ぎるときに
♡おしゃべり★アラスカンエッセンス　（ツインフラワー）
3　自己表現を怖がらない
♡家族、会社、地域、国レベルの影響★アンジエリックエッセンス（DNA クレンジング）
4　オープンでいること
♡ハートを開く★ラブズアルケミーエッセンス（ストップ アンド ドロップ・エターナルラブ）

**第5章　日常生活をハッピーに過ごすためのフラワーエッセンス**

1　浄化の方法
♡浄化★アンジエリックエッセンス（クリスタルクリアー）
2　しっかりグラウンディングするには
♡身体を動かす喜び★オーストラリアンブッシュフラワーエッセンス（フランネルフラワー）

♡身体をバランス良く動かせるように・運動を学ぶ時
★オーストラリアンブッシュフラワーエッセンス（ブッシュフィーシャ）
3　食べ物とお肌の関係
♡中毒を止める★パシフィックエッセンス（フォーシシア）

## 第6章　夢を叶えるためのフラワーエッセンス

1　夢を叶えるためには必ずリクエストする
♡ダイエット★パシフィックエッセンス（チックウィード）
3　夢の育て方　P111
♡電磁波の影響★オーストラリアンブッシュフラワーエッセンス（エレクトロ）
4　何かを達成するには自分自身を信頼して取り組む
♡諦めない★ＰＨＩエッセンス（ブラックベリー）

## 第7章　スピリチャルな観点とフラワーエッセンス

2　意識していることを引き寄せる
♡トラウマ★アンジエリックエッセンス（ヒーリングエモショナルトラウマ）

## 第8章　家族とフラワーエッセンス

2　家族との関係
♡依存★オーストラリアンブッシュフラワーエッセンス（レッドグレビア）
3家系の問題

♡使命に気づく★アンジエリックエッセンス（ディライト）

**第９章　自分のためのフラワーエッセンス**

２　自分を優先することの大切さ

♡他人を避ける★アラスカンエッセンス　（パスクフラワー）

♡孤独感★パシフィックエッセンス（ハーミットクラブ）

★Baby Blue Eyesブログ

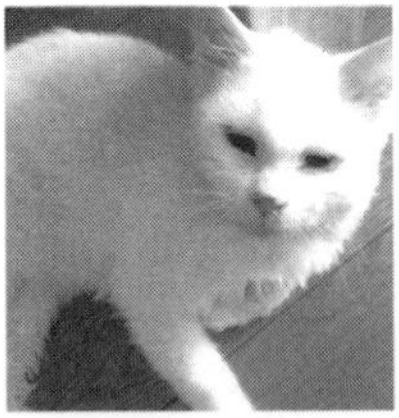

しろちゃん（猫）ちびちゃん（鳥）

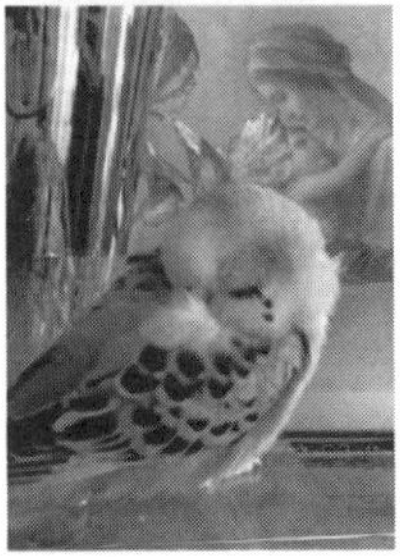

★猫の「しろ様」のお告げ
フラワーエッセンス

★Baby Blue Eyes
インスタグラム

★Baby Blue Eyes のHP

## 参考文献


●大自然からの贈り物　ネイチャーワールド株式会社

●エナジー・メディスン　中央アート出版社　サビーナ・ペティット

●バイブレーショナル・メディスン　日本教文社
リチャード・ガーバー

●オーストラリアブッシュフラワーヒーリング　中央アート出版社
イアン・ホワイト

●コルテ・フラワーエッセンスの癒しの世界
フレグランスジャーナル社　アンドレアス・コルテ

●蘭のフラワーエッセンス　そのエネルギーと癒し
フレグランスジャーナル社　ドンデニス

●魂に語りかけるボディーワークとフラワーエッセンス
フラワーエッセンス普及会発行

●エドワードバッチ心を癒す花の治療　中央アート出版社
ノラ・ウイークス

●エドワードバッチフラワー・レメディー・ハンドブック
P・M・チャンセラー

●エドワード・バッチ著作集　ＢＡＢジャパン　エドワードバッチ
ジュリアンバーナード

●ドーリン・バーチュのフラワーセラピーガイドブック
ステップワークス　ドーリン・バーチュ、ロバート・リーブス

●「いつも誰かに振り回される」が一瞬で変わる方法　すばる舎
大嶋信頼

●ハリール・ジブラーンの詩　角川文庫　神谷美恵子訳

●みんなが幸せになるホ・オポノポノ　徳間書店
イハレアカラ・ヒューレン

## 著者略歴

## 河津　美希（かわず　みき）

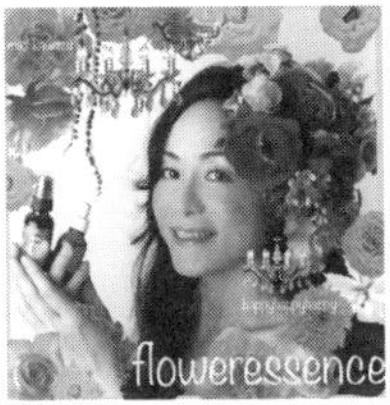


Baby Blue Eyes 代表
セルフ・ルネッサンス 代表セラピスト。
現在はフラワーエッセンスカウンセラー、セミナー講師。アクセサリーのデザイン制作も手がける。名古屋、大阪、東京で活動。
著書：『愛と喜びに包まれる「フラワーエッセンス」』（セルバ出版）、『フラワーエッセンスで幸福な日々を手に入れる』（セルバ出版）、『両親・子供との関係を癒し、自分の人生を生きるフラワーエッセンス』（セルバ出版）
♡ブログ　http://profile.ameba.jp/happy1happy2happy3/
♡ＨＰ　http://babyblueeyes.chu.jp
♡猫の「しろ様」のお告げ フラワーエッセンス
https://happy1happy2happy3.amebaownd.com
♡インスタグラム
https://www.instagram.com/mikikawazu/
♡メルマガ（まぐまぐ!)【フラワーエッセンスでかわいく愛される女になる】発行中
♡メール　happy.happy.happy@mac.com



## 古いパターンを手放して自分を愛する「フラワーエッセンス」

2019年１月30日　初版発行

**著　者**　河津　美希　

**発行人**　森　　忠順

**発行所**　株式会社 セルバ出版
〒113-0034
東京都文京区湯島１丁目12番６号 高関ビル５B
☎03（5812）1178　FAX 03（5812）1188
https://seluba.co.jp/

**発　売**　株式会社 創英社／三省堂書店
〒101-0051
東京都千代田区神田神保町１丁目１番地
☎03（3291）2295　FAX 03（3292）7687

**印刷・製本**　モリモト印刷株式会社





Printed in JAPAN
ISBN978-4-86367-473-8